Riemkasten

Die Alexander-Methode

Die Alexander-Methode

Bedeutung, Folgen und Abstellung der Haltungsschäden

Von Felix Riemkasten †

Mit 31 Abbildungen

10. Auflage

HAUG

Karl F. Haug Verlag · Heidelberg

Die Deutsche Bibliothek – CIP-Einheitsaufnahme

Riemkasten, Felix:
Die Alexander-Methode: Bedeutung, Folgen und Abstellung der Haltungsschäden / von Felix Riemkasten. – 10. Aufl. – Heidelberg: Haug, 1994
(Reihe: Bewegung, Entspannung, Massage)
ISBN 3-7760-1428-8

4. Auflage 1972
5. Auflage 1976
6. Auflage 1980
7. Auflage 1985
8. Auflage 1987
9. Auflage 1989
10. Auflage 1994

Titel-Nr. 2428 · ISBN 3-7760-1428-8

Umschlaggestaltung: Manfred Eickhoff

Gesamtherstellung: Druckerei Schreck GmbH u. Co. KG, 67487 Maikammer/Pfalz

Inhalt

Vorwort

Rund 16 Stunden am Tag verbringen wir, indem wir entweder stehen, sitzen oder gehen. Halten wir dabei den Körper so, wie die Natur es verlangt, so arbeiten die Organe in uns frei und natürlich, im anderen Falle verklemmen wir die Organe, behindern die Drüsen, übermüden die Muskeln, engen den Kreislauf ein und belasten die Knochen, die Gelenke und vor allem die Wirbel in schädigender Weise. Die Schäden, die aus der verkehrten Körperhaltung hervorgehen, sind bereits ein medizinischer Begriff geworden, man nennt sie Haltungsschäden, ohne jedoch mit voller Deutlichkeit erkannt zu haben, wohin diese Schäden führen. Sie führen zu allen möglichen körperlichen Krankheiten, insbesondere aber zu seelischen Leiden, zu Verstimmungen im ganzen Wesen.

Der Arzt, der hierauf nicht den Blick richtet, bemüht sich vielfach umsonst um Behebung der Krankheiten, er erkennt nicht den Ursprung. Und dabei ist es so leicht, sobald man einmal den Blick hierfür gewonnen hat, mit erstaunlicher Wirkung einzugreifen durch bloße Erziehung des Kranken zur rechten Körperhaltung. Man muß nur wissen, wie die richtige Haltung beschaffen ist, man muß die Fehler erkennen und den Weg kennen, auf dem die Fehler abzustellen sind.

Im allgemeinen sind die Menschen ahnungslos, sie achten nicht auf ihre Haltung, sie denken, es sei egal, ob sie sich so oder anders halten. Sie arbeiten in verkehrter Körperhaltung, verärgern tagtäglich die Natur in sich und wundern sich dann, woher es kommt, daß sie immer so müde sind, so zerschlagen, so mutlos, so reizbar und weshalb Herz oder Magen nicht mitmachen will... Sie wissen es nicht. Daß es an der Körperhaltung liegt, kommt ihnen nicht in den Sinn.

Unser Büchlein legt nun die Zusammenhänge dar, mühelos erkennbar für jeden, auch schildert es die Methode der Umgewöhnung vom Verkehrten zum Richtigen und damit die Erlangung des Heilsamen in körperlicher Hinsicht und — vor allem — in der Wesensgestaltung. Ein kranker Mensch kann gesund werden, ein düsterer Mensch „hell“. Entdecker der Methode war der 1955 verstorbene Engländer F. Matthias Alexander, der durch seine Entdeckung Tausenden von Menschen zu einem neuen Leben verhalf. Wir legen die Methode hier dar, erweitert durch inzwischen gewonnene neue Erkenntnisse.

F. Matthias ALEXANDER und die von ihm gefundene und daher nach ihm benannte „Alexander-Methode" ist in der Englisch sprechenden Welt weit hinaus bekannt und soll im vorliegenden Büchlein dem deutschen Publikum nahegebracht werden. Die Methode beruht auf der Erkenntnis, daß die Gesundheit (und auch die seelische Gesundheit) in weitem Maße von der richtigen Körperhaltung und vom richtigen Gebrauch des Körpers bei den Bewegungen abhängt. Durch Abstellung der Fehler und Umgewöhnung zum Richtigen heilte ALEXANDER Tausende von Kranken, denen die ärztliche Wissenschaft vielfach nicht hatte helfen können.

Am besten beginnen wir mit dem Anfang.

F. M. ALEXANDER wurde am 20. Januar 1869 in Tasmanien geboren. Er war von Geburt an schwächlich. Die Ärzte dachten, der Junge würde wohl kaum durchzubringen sein, doch sie irrten, denn das Kind wuchs heran. In jungen Jahren arbeitete ALEXANDER in verschiedenen Firmen als Büroangestellter. In den Abendstunden widmete er sich seiner Leidenschaft: er rezitierte Gedichte, vor allem Balladen. Nachdem er als Amateur weit herum beliebt geworden war, wagte er den Absprung, indem er das Leben als Angestellter aufgab und berufsmäßiger Rezitator wurde, ein sehr erfolgreicher.

Eines Tages gehorchte ihm die Stimme nicht mehr. Er begann zu rezitieren, es ging ganz ordentlich, doch sehr bald wurde er heiser. Die Stimme versagte. Die Ärzte untersuchten Kehlkopf, Bronchien, Lunge, den Hals, das Herz, doch sie konnten die Fehlstelle nicht finden. Sie verschrieben dies und das, doch es nützte nichts. Kurz entschlossen sagte sich ALEXANDER: „Wenn die Ärzte es nicht herausfinden können, muß ich es selbst herausfinden." Er hatte dabei einen Anhaltspunkt, denn er hatte gefunden, daß er im gewöhnlichen Gespräch nie heiser wurde; er wurde erst heiser, wenn er deklamierte. Die Ursache des Übels mußte demnach an der Art des Deklamierens liegen, nicht in körperlichen Defekten. ALEXANDER fragte sich nun: „Inwiefern unterscheidet sich mein Deklamieren vom gewöhnlichen Sprechen?"

Er stellte sich unbekleidet vor den Spiegel, beobachtete sich genau und sprach in der gewöhnlichen Sprechweise, in der man sich unterhält. Die Stimme hielt durch. Nun aber deklamierte er, und siehe, die Stimme versagte.

Er schaute haargenau in den Spiegel und fand folgendes: „Immer wenn ich deklamiere, werfe ich den Kopf in den Nacken, ziehe damit die Kehle lang, nehme die Schultern zurück und strecke die Brust vor. Das will ich jetzt unterlassen." Es fiel ihm sehr schwer, die altgewohnte Manier von „Brust heraus und Kopf zurück" zu unterlassen, doch er zwang sich dazu, und siehe, die Stimme hielt, sie hielt auch beim Deklamieren, mochte es noch so lange währen. Allerdings, er mußte ununterbrochen zu dem Kopf sagen: „Geradeaus bleibst du, nicht zurück in den Nacken!" Und zu den Schultern sagte er: „Ihr werdet euch jetzt gefälligst nicht nach hinten bewegen; ihr bleibt schön vorn und breit und gerade!" Und zur Brust: „Brust n i c h t heraus!"

Durch dieses einfache Mittel gewann er die Stimme zurück. Er hätte nun seine Laufbahn als Rezitator fortsetzen können, doch er gab sie auf, denn jetzt interessierte ihn mehr als alles die Frage: „Wenn soviel von der bloßen Haltung des Körpers abhängt, was kann man dann möglicherweise noch weiter erreichen? Wie kann man irreführende Instinkte und Reflexe durch bessere neue Gewohnheiten ersetzen? Was folgt daraus gesundheitlich?"

Er fand überrascht, es folge daraus eine geradezu unerhörte Belebung in jeder Hinsicht, körperlich wie geistig-seelisch. Mehrere Ärzte bestätigten, daß er etwas umwälzend Neues gefunden habe. Sie sandten ihm Kranke zu, mit denen sie nicht fertig wurden, und er heilte sie. Er wurde nun mit leidenschaftlicher Hingabe Krankenheiler, indem er den Menschen zeigte, wie sie törichte Gewohnheiten in der Körperhaltung und im Gebrauch des Körpers bei Bewegungen ablegen könnten, verbunden mit der Annahme des Besseren. Seine Erfolge waren einfach verblüffend.

Um ergiebiger wirken zu können, ging er nach England und heilte auch dort Kranke. Er dachte, die Ärzte würden ihm zujubeln. Dies geschah aber nicht. Er hatte nicht Medizin studiert, er war Laie, folglich konnte seine Methode nicht anerkannt werden. Er heilte jedoch, ohne sich zu grämen, eine Menge Leute, darunter den berühmten amerikanischen Philosophen Dewey, den englischen Schatzkanzler Sir John Stafford Cripps, Bernard Shaw und mehrere große Bühnenkünstler, und alles durch nichts weiter als Korrektur der Körperhaltung und Belehrung über den richtigen Gebrauch des Körpers. Insbesondere gelähmte Leute, Arthritiker, Asthmatiker, Stotterer, Lungenkranke, Herzkranke und Leberleidende befreite er von ihren Leiden.

Er schrieb über seine Methode ab 1910 insgesamt 4 Bücher, doch sie sind ungeheuer weitschweifig, zum größten Teil philosophisch. Sobald er auf die Praxis zu sprechen kommt, heißt es: „Durch Worte kann man das Erforderliche nicht deutlich genug darstellen."

Im Jahre 1955 starb ALEXANDER im Alter von 86 Jahren. Er hatte bis zuletzt in voller Frische gelebt und gewirkt, alt an Jahren und dennoch jugendlich beschwingt, ein glänzendes Zeugnis für den Wert seiner Methode.

Außer den 4 Büchern von ihm selbst liegen noch 2 andere Bücher vor, die sich mit seiner Person und seiner Methode befassen, u. zw. „Knowing how to stop", enthaltend 8 Aufsätze von hervorragenden Persönlichkeiten über ALEXANDER und seine Methode, und ferner „Hilfe aus dir selbst" von Louise MORGAN im Verlag Bernhard Tauchnitz in Stuttgart [1955]. Louise MORGAN ist eine Amerikanerin, die von den Ärzten als unheilbarer Krüppel aufgegeben wurde und 1952 bei ALEXANDER wieder gesund wurde. Frau MORGAN schildert in ihrem Buche, wie sie elend und verzweifelt zu ALEXANDER gefahren war und von ihm behandelt wurde, bis sie den Rollstuhl nicht mehr nötig hatte und frei gehen konnte. Sie nahm über 30 Lektionen bei ihm. Alles, was sie zu lernen hatte, war dies: richtige Körperhaltung, richtige Ausführung der Bewegungen. Ihr Buch spricht sich über die Methode deutlicher aus, als es ALEXANDER selbst vermochte.

In dem vorliegenden Büchlein wird es unternommen, aus den rund 700 Seiten der 4 ALEXANDER-Bücher das Wesentliche und praktisch Aufnehmbare herauszuschälen und das, was ALEXANDER für „nicht mitteilbar durch Worte" hielt, dennoch soweit zu erklären, daß man zum eigenen Heil etwas damit anfangen kann, ergänzt durch Anweisungen aus dem Yoga, durch die die Alexander-Methode noch besser wirksam wird.

In London, 16 Ashley Place, gibt es ein von F. M. ALEXANDER begründetes Institut, das seine Methode anwendet und auch Nachfolger ausbildet. Die 4 Bücher ALEXANDERS sind: „The Universal Constant in Living“ by E. P. Dutton u. Co. Ltd. USA 1941. „Constructive Conscious Control of the Individual“ by Integral Press, Richard Clay u. Co. in Bungay, Suffolk, England. „The Use of the Self“ by Integral Press Bexley-Kent, England. „Man's Supreme Inheritance“ by Chaterson Ltd. London.

Wir gehen nun zur Sache selbst über.

Die Entdeckungen Alexanders

Die Entdeckungen ALEXANDERS waren folgende:

1. Wenn der Kopf richtig auf dem Halse aufsitzt und bei allen Bewegungen im richtigen Verhältnis zum Rumpf gehalten wird, haben wir das leichteste, gesündeste Leben. Der Nacken darf nie hart verspannt sein, die Kehle nie langgezogen, auch nie eingepreßt.

2. Rund eine Million Jahre lang hat der Mensch sich in der Körperhaltung und im Gebrauch des Körpers instinktiv richtig benommen, wie das Kind es heute noch tut, doch in den letzten zwei Jahrhunderten sind Lebensbedingungen entstanden, in denen wir mit dem alten, richtigen Instinkt nichts mehr anfangen können, denn heute müssen wir (was der Mensch früher nur sehr selten tat) sitzen, um zu schreiben, wir müssen an Maschinen arbeiten und stehen, wir müssen Bewegungen ausführen, die nicht von der Natur vorgeschrieben sind. Wir können daher der Natur und dem natürlichen Empfinden nicht mehr folgen, wir müssen umlernen, um dem Neuen gerecht zu werden. (Ganz zu schweigen von den neuen Ernährungsmöglichkeiten, die zum Schlemmen verführen, und von der neu aufgekommenen übermäßigen Anspannung von Herz und Nerven durch Lebensangst, Eile, Hetze und dauernde politische und soziale Bedrohung durch Unsicherheit.)

3. Wenn wir jahrelang eine falsche Gewohnheit herangezüchtet haben, merken wir das Falsche nicht und führen es unbewußt aus. Wenn wir schreiben wollen, denken wir hastig überstürzt nur an das Endziel „schreiben", ohne darüber nachzudenken, auf welche Weise wir dieses Ziel am besten erreichen. Wir setzen uns krumm hin, umklammern den Federhalter viel zu fest und schreiben unter Mitwirkung der Stirnfalten, des Unterkiefers, der Schultern und der unter dem Stuhl krampfig verschlungenen Beine und Füße. Kein Wunder, daß wir bald erschöpft sind und Erholung suchen müssen. (Die Erholung gestalten wir dann ebenso unzweckmäßig wie das Schreiben.) Wir müssen daher, so lehrt ALEXANDER, bevor wir zu schreiben beginnen, erst einmal „halt" sagen, an das Schreiben gar nicht denken, sondern zunächst überlegen, *wodurch* wir zum Schreiben gelan-

gen können; wir bedenken also das Wie, nicht gleich das Was. Mit anderen Worten: wir gebieten dem blind draufloswollenden Instinkt bewußt halt und stellen die erforderliche Kaltblütigkeit her. Wir fragen: „Wie gelange ich zum Schreiben? Durch welche Mittel?" Alsdann werden die Mittel ergriffen, und jetzt erst wird geschrieben. Die Denkformel lautet also: „Halt — wodurch?" Alsdann werden die zum Ziele führenden Mittel der Reihe nach ins Bewußtsein genommen und durchgeführt, so daß zuletzt das Schreiben mühelos vor sich geht. Der frühere unsinnige Aufwand an Mitteln entfällt, nur das Zweckdienliche wird beibehalten.

4. Der Instinkt, der uns zum Sofortbeginn verleiten will, ohne das „Wie" zu überlegen, führt uns in die Irre, und da wir dem Instinkt unbewußt folgen, werden wir uns über die Irreführung nicht klar. Man darf also dem Instinkt nicht kritiklos folgen. (Daher das „Halt!")

5. Alles geht schief, wenn wir Kopf, Rücken und Schultern nicht richtig halten. Der Kopf muß freischwebend waagrecht geradeaus stehen, auf dem obersten Nackenwirbel schwebend; das Rückgrat muß langgezogen werden; die Schultern müssen recht breit verbleiben. Nur diejenigen Körperteile sollen arbeiten, die zur Erfüllung des Zweckes benötigt werden, alles andere ruht.

6. Wir fügen aus dem Yoga noch hinzu: „Was immer auch sei, stets muß der Unterkiefer entspannt sein, und das geschieht durch Angewöhnung eines stillen, leisen Lächelns in Güte, Verständnis und Geduld." Hierzu kommen noch Entspannungsübungen besonderer Art und — der Atem!

Damit haben wir die Elemente beisammen und können näher an die Sache herangehen. Wir stellen nur zuvor noch die nachfolgende kleine Überlegung an.

Was wird durch die aufrechte Körperhaltung bewirkt?

Wenn wir genau aufrecht stehen, trägt sich der Kopf mühelos von selbst, er ruht ausbalanciert im Gleichgewicht auf dem obersten Halswirbel, die Arme hängen mühelos von den Schultern abwärts, auch die Hände und Finger brauchen nicht gehalten zu werden, sondern hängen von selbst. Die Kehle ist frei, die Schilddrüse kann ungehindert arbeiten, sie wird nicht gereizt. (Von der Schilddrüse werden lebenswichtige Hormone hergestellt und in den Körper entsandt.) Herz und Lunge haben bei aufrechter Haltung freien Raum in der Brust, sie können unbeschwert arbeiten, auch die Organe im Unterleib nehmen die von der Natur vorgesehene Lage ein und arbeiten frei. Welche Organe? Nun, Leber, Magen, Milz, Gallenblase, Bauspeicheldrüse und Därme, dazu die Nieren, kurz gesagt, es ist die Werkstätte des Lebens. Dorthinein wirkt die rechte oder unrechte Körperhaltung anregend und fördernd oder hindernd.

Ferner: bei genau aufrechter Körperhaltung bleibt der Rücken gerade. Aus dem Rückgrat treten die Nerven hervor, von denen die Arbeit im Körper abhängt. Bei aufrechtem Rücken treten die Nerven frei und ungehindert hervor, bei gebogenem Rücken werden die Nerven abgeklemmt und beeinträchtigt.

Bei aufrechter Haltung ruht die Last des Körpers auf den dafür geschaffenen und entsprechend starken Hüftknochen und ganz unten, dort, wo die Last „ankommt“, auf der hohlen Brücke des Fußes, die eigens zum Tragen geschaffen ist. Plattfuß, Senkfuß und Spreizfuß können nicht entstehen, wenn der Fuß kräftig und gesund ist. Der Gang wird ein müheloses Schweben, eine Freude für den ganzen Menschen körperlich und geistig-seelisch. Fußleiden nötigen durch Schmerz zum Ausweichen, und das Ausweichen führt zur Verlagerung und zur Schädigung der Organe. Leben wir ohne diese Schädigung, so nimmt die Selbstsicherheit zu, Minderwertigkeitsgefühle und Angstzustände schwinden hin, die Lebensfreude und die Tatkraft werden gehoben. Dies alles wird allein von der bloßen Haltung beeinflußt.

Hinsichtlich Rückgrat: Statik

Wenn wir an einen gebogenen Draht ein Gewicht hängen, wird sich der Draht immer noch mehr biegen; ebenso verhält sich das Rückgrat, wenn es am überhängenden Punkt durch das bloße Schwergewicht dauernd belastet, d. h. heruntergezogen wird. Aus der anfangs schwachen Krümmung wird eine immer stärkere.

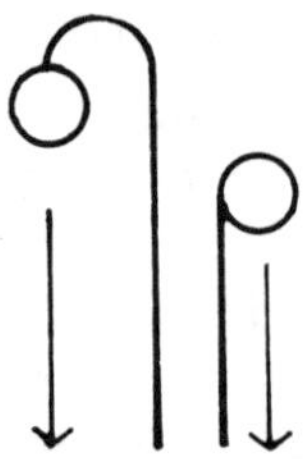

Nun aber ist das Rückgrat kein Draht, sondern eine aus Schichten zusammengesetzte Säule. Die Schichten bestehen aus Wirbelknochen und den zwischen ihnen liegenden Bandscheiben. Die Bandscheiben sind halbweiche Knorpel, sie sollen verhindern, daß sich die Wirbel hart gegen hart stellen. Bei krummem Rücken werden die Bandscheiben langsam abgeschliffen und aus der Bahn gedrängt. Die Folge heißt: Schmerzen bis zur Unerträglichkeit, mindestens eine dauernde zermürbende Reibung. Die Nervenstränge werden in der Blutversorgung abgedrosselt.

Über diese Zusammenhänge muß man sich klar sein, um die nötige Einsicht für die Notwendigkeit der richtigen Körperhaltung zu gewinnen.

Beginn des Übels

Kinder haben bis zum ersten Schuljahr noch die unverbildete naturgewollte Körperhaltung. Sie rennen, laufen, springen, klettern und bücken sich und halten dabei den Kopf aufrecht; denn nur so gelingen die Bewegungen mühelos und sehen außerdem schön aus. Dann aber kommt die Schule, die Kinder werden zum Sitzen genötigt, sie lernen schreiben, sie hocken sich auf die Vorderkante der Bank oder des Stuhles, die Sitzgelegenheit hat nur in Ausnahmefällen die richtige Höhe, sie drücken die Brust gegen die Tischkante, beugen den Kopf ganz tief nieder, stellen die Schultern schräg (die eine Schulter ganz hoch, die andere ganz tief), verkrampfen im Eifer des Lernens das Gesicht, die Arme, die Finger, die Beine, und dies alles geschieht an einem noch weichen, bildsam folgenden Rückgrat, das nun für immer verbogen wird. Unser Bild der schreibenden Schulkinder ist nicht etwa boshafte Karikatur, sondern durchschnittliche Momentaufnahme, keine Ausnahme, sondern die Regel. Der Lehrer sagt nichts dazu, er weiß nichts von Haltungsschäden, er mahnt höchstens hin und wieder: „Sitzt nicht so krumm! Stoßt doch nicht mit der Nase aufs Heft!" Er sieht nur das Unschöne und ahnt nicht, daß es hier nicht allein um schön oder unschön geht, sondern um krankmachend oder gesundhaltend. Es ist kein Wunder, daß die Kinder schlecht lernen.

Eine weitere Ursache zum Haltungsverfall liegt in dem Tragen der Schulbücher in der Aktentasche. Früher einmal trug das Schulkind die Bücher im Ranzen auf dem Rücken. Der Ranzen hing gleichmäßig getragen an zwei Schulterriemen, und der Rükken ist zum Tragen der Lasten eingerichtet, werden aber die Bücher einseitig lastend in der Aktentasche mitgeschleppt, so verkrümmt sich der ganze Körper, die linke Lungenseite wird in der Atmungsbewegung gehemmt, das Herz wird beeinträchtigt, die Wirbelsäule wird zur Seite gedrängt, die Schultern werden ungleichmäßig, die inneren Organe werden gehemmt, der Gang wird mühsam, der junge Mensch wird müde und damit unfroh.

Die jungen Menschen achten nicht auf ihren Gang. Sie treiben Sport, bringen Gewaltleistungen hervor, doch auf ihren Gang achten sie nicht. Sie gehen „schlaksig" einher, krumm, nicht aufrecht, vor allem nicht bewußt aufrecht, und so verlernt der Rücken das kühne, schöne Tragen des Körpers. Im Sitzen wird sogleich die Hilfe der Rückenlehne in Anspruch genommen, dem Rücken wird damit die Arbeit erspart und er wird infolgedessen kraftlos.

Der Erwachsene setzt später das einseitige Tragen fort. Die Aktentasche, die Einkaufstasche, die Werkzeugtasche, alles wird beständig links getragen, zieht den Körper nach links hinüber und verzerrt den Nacken. Die Wirkung geht nicht allein auf den Körperbau, auf die Knochen und Gelenke, sondern vor allem auf das Herz, auch auf die Lunge, auch auf die Organe im Unterleib.

Die schlimmste Sünde geschieht durch das Schreiben. Millionen Menschen haben einen Schreibberuf. Sie sitzen nicht mit dem ganzen Gesäß auf der ganzen Sitzfläche, sie hängen nur an der Vorderkante, sie halten den Rücken nicht aufrecht, sie krümmen ihn, sie halten den Kopf nicht aufrecht, sondern lassen ihn niederhängen, und vor allem sitzen sie mit schrägen Schultern, die eine hoch hinauf, die andere tief hinab. Mit anderen Worten, sie behindern die Atmung, reizen die Schilddrüse, beengen die Verdauung und machen sich müde durch die bloße Sitzhaltung.

Die richtige Haltung beim Schreiben geht aus den Bildern hervor. Von Zeit zu Zeit sollte der Schreibende den Kopf hochnehmen, um die Nackenwirbel wieder in die natürliche Lage zu bringen, und dabei sollte er einen guten, tiefen Atemzug tun, auch sollte er sich im Hüftscharnier ein paarmal wiegen, um hier keine Versteifung aufkommen zu lassen. Auch die Augen sollten öfter einmal sanft gerieben werden.

An die Schreibmaschine sollen wir recht nahe heranrücken. Wir sollen so sitzen, daß die Oberarme senkrecht nach unten fallen und das Schreiben nur mit den Unterarmen und den Händen besorgen. Wollen wir seitwärts auf die Vorlage schauen, so genügt es, den Blick zu senken oder zur Seite zu lenken, nicht aber den Kopf. Man erwirbt die neue Haltung leicht durch bewußtes Üben. Das Ergebnis ist große Frische bei der Arbeit.

Fehlhaltung Nr. 1

Die am weitesten verbreitete Fehlhaltung besteht darin, daß wir den Kopf niedergesenkt halten, das Kinn der Brust zugeneigt.

Was geschieht hierbei? Wir engen die lebenswichtige Schilddrüse ein, hindern sie in ihrer Arbeit, beeinflussen schädlich die Bildung wie die Ausgießung der Hormone, die von der Schilddrüse durch den ganzen Körper entsandt werden und die Gesundheit regulieren. Wir engen in dieser Fehlhaltung ferner den Atem ein, den Träger des Lebens, den wir nicht selbst machen können, auch nicht aus Industrie oder Landwirtschaft beziehen, sondern der als reine Gabe Gottes von jenseits her in uns wirkt. Der Atem ist der große Beleber des Ganzen, körperlich wie seelisch. Über den Atem werden wir nachher noch näher sprechen. Hier sagen wir nur: indem wir den Kopf sinken lassen, drosseln wir den Lebensstrom ab und setzen damit die Arbeit im Körper wie auch im Geiste herab. Einem mutlosen Menschen rufen wir zu: „Kopf hoch, es wird schon werden." Mit „Kopf hoch" meinen wir soviel wie „Mut hoch!"

Weshalb senken die Menschen so gern den Kopf? Nun, wir alle haben Enttäuschungen erlitten; jedesmal zieht dieses seelische Erleben sogleich auch den Körper zusammen, es drückt uns nieder, zieht uns herab, verleiht uns das „kopfhängerische Wesen", das Mißtrauen dem Leben gegenüber, die Angst vor dem Leben, es macht demütig, kleinmütig, verzagt, verräterisch, feige, es ruft — kurz gesagt — die Minderwertigkeitsgefühle hervor mit ihrer Gegenseite, der „Angeberei". Hingegen: nimm den Kopf hoch, so fühlst du dich dem Leben besser gewachsen, das ist eine alte Erfahrung. Niedergebeugt, gramgebeugt, kopfhängerisch, trübe, lustlos, kraftlos — mit jedem dieser Worte wird eine negative Einstellung bezeichnet, während wir bei aufrechter Haltung sogleich Mut gewinnen, Vertrauen zum Leben und zu uns selbst.

Ferner: indem wir den Kopf senken, treten hinten die Nackenwirbel heraus und bilden den weitverbreiteten häßlichen „Knubbel", der aber mehr bedeutet als nur einen Schönheitsfehler; denn aus den Nackenwirbeln treten die Kopfnerven heraus, sie werden durch die Verschiebung der Nackenwirbel „gekränkt", die Folgen davon sind höchst ungut, oft sogar stellen sich überaus quälende Schmerzen ein.

Damit sind die Auswirkungen der verkehrten Kopfhaltung jedoch längst nicht am Ende; denn wenn die Nackenwirbel nicht mehr die richtige Lage haben, folgen ihnen bald die oberen Rückenwirbel nach und bilden den bekannten krummen, runden Rücken. Der krumme Rücken verengt den Brustraum und läßt Herz und Lungen nicht mehr frei arbeiten. Auch das Gemütsleben wird beeinträchtigt, u. zw. in der Richtung der Mutlosigkeit. Eine schmale, flache Brust erzeugt eine schwache Persönlichkeit. Das Selbstvertrauen fehlt, die Lust zur Unternehmung. Dafür stellt sich dann eine allgemeine Rückzugsbereitschaft ein. Da aber niemand gern klein beigibt, sondern jeder um Anerkennung ringt, folgt daraus Angeberei oder das hastige Ansetzen zum Sprung, der nie gelingt.

Die Wirkung, die vom Kopfsenken ausgeht, reicht noch weiter hinab, sie reicht bis in den Unterleib und beeinträchtigt Leber und Magen, die Bauchspeicheldrüse, die Gallenblase, die gesamte Verdauung, und dies wieder führt zur langsamen Vergiftung des Organismus. Das Blut bekommt eine schlechte Beschaffenheit, der Mensch wird müde und reizbar. Für jede Aufgabe muß er sich über Gebühr anstrengen.

Die Sache geht noch weiter. Wir müssen bedenken: der Kopf ruht als schwere Kugel auf dem obersten Halswirbel, dem „Atlas". Ruht er senkrecht auf dem Atlas, so schwebt er leicht und frei im Gleichgewicht wie die Kugel auf dem Finger des Jongleurs, wird er aber nach vorn geneigt, so würde er nach dem Gesetz der Schwerkraft zu Boden fallen müssen. Er fällt aber nicht, weil hinten am Kopf zwei starke Muskeln sitzen, die breit über die Schultern bis tief in den Rücken reichen und von dort aus den schweren Kopf unablässig zurückziehen, damit er nicht fällt. Dieses dauernde Ziehen, vom Kreuz aus, macht entsetzlich müde. Diese Müdigkeit ist es, die wir meinen, wenn wir abends beim Zubettgehen unwillkürlich nach hinten fassen mit dem seufzenden Ruf: „Mein armes Kreuz!"

Diese Müdigkeit bliebe uns erspart, wenn wir den Kopf freischwebend aufrecht trügen. Noch wichtiger ist die seelische Seite. Wenn wir übermüdet sind, fühlen wir uns reizbar, geben unfreundliche Antworten und stöhnen ob der Arbeit. Wir werden „patzig" oder fühlen uns „einfach erschöpft, total fertig". Wir haben keine rechte Freude am Leben, weil uns die zum Leben erforderliche Frische fehlt, wir haben keinen rechten Mut, wir möchten am liebsten nur noch „Ruhe“ haben, dürfen aber nicht ruhen, und nun verscheuchen wir die Ansprüche durch barsches Wegweisen oder flüchten ins müde Ergeben. Das Glück in der Ehe, der Friede in der Familie und das berufliche Weiterkommen können von dieser Müdigkeit bzw. Frische abhängen. Ursache: niedergesenkter Kopf!

Zu allerletzt kommt der von oben ausgehende schräge Druck bei den Füßen an und erzeugt dort Müdigkeit, in schlimmeren Fällen Senkfuß, Plattfuß, Spreizfuß und einen Gang, der bald müde macht.

Fehlhaltung Nr. 2

Wir ziehen den Kopf zu sehr in den Nacken. Die Folge ist Verspannung des Halses, ein Langziehen der Schilddrüse, eine dauernde Verspannung in der Nackengegend bis in die Schultern hinein. Nimm den Kopf in den Nacken, so verspannen sich alsbald die Kiefermuskeln, der Mund wird gezerrt, der Hals wird faltig und sehnig, sogar die Hände (meist hinter dem Rücken) verkrampfen sich. Der Lehrer, der in der Pause die Schüler beaufsichtigt, geht gern so. Er guckt in die Luft, verkrampft sich im ganzen Körper und wird müde.

Die seelische Seite dieser Fehlhaltung ist folgende: dauerndes übermäßiges Wachsein, eine gewisse Härte, Sprunghaftigkeit, hektische Energie. Diese Kopfhaltung läßt keine gelassene Ruhe zu, keine Herzensgüte, sondern will uns dazu verführen, dem anderen jederzeit „ins Gesicht zu springen“. Außerdem führt diese Haltung zum übermäßigen Vordrängen der Brust, auch zum Hohlkreuz und unwillkürlichen Hochziehen der Schultern, also zum Kraftverzehr, wo gar keiner nötig ist. Sogar die Stirn legt sich in Falten. Die Organe im Unterleib sind arg verspannt.

Aus bestimmtem Grunde geben wir hier schon vorweg den Trick zur Abgewöhnung des Hohlkreuzes an: man lege die linke Hand flach auf den Bauch und den Rücken der rechten Hand ziemlich fest tief unten ins Kreuz (in das Hohlkreuz) und spreche im Geiste dem Hohlkreuz zu: „Nicht hohl, sondern flach, nach außen!“ Und schon zieht sich dieser Vorstellung gemäß der Leib deutlich ein und das Hohlkreuz verschwindet. Dieser Vorgang wird noch deutlicher, wenn wir den Kopf senken und ein Knie anheben. Man hat nun weiter nichts zu tun, als sich daran zu gewöhnen, also beim Gehen sehr oft den rechten Handrücken hinten gegen das Kreuz zu pressen und dem Kreuz dabei zu sagen, es solle doch nun endlich — zum Donnerwetter — nach außen gehen, außen, und sich daran gewöhnen, verdammt noch mal! — Das Donnerwetter und das Verdammte stammen nicht aus der schlechten Erziehung des Verfassers, sondern aus dem Arsenal der psychologischen Kunstgriffe. Jeder sei sein eigener Feldwebel, der es dem Rekruten schon beibringen wird, und das geht erfahrungsgemäß nie ohne Donnerwetter.

Fehlhaltung Nr. 3

Manche Leute schieben den Nacken vor; der Kopf ist bei ihnen das Vorderste. Warum? Weil sie es eilig haben, weil sie mit dem Kopf schon angekommen sind, während der übrige Körper noch weit dahinten ist. Sie sind gierig, sie können nicht abwarten. Der Unterkiefer tritt zurück, der Hals ist stets verspannt. Der Atem wird beeinträchtigt, der Lebensstrom. Man kann so etwas für „Energie" halten, emsiges Schaffen und Streben, doch es ist nur eine hektische, krampfige Energie, die zur Angst vor dem Verpassen führt. Wer aufrecht geht, eilt nicht, kommt aber rechtzeitig an und spricht das zutreffende überlegte Wort.

Fehlhaltung Nr. 4

Wieder andere machen den entgegengesetzten Fehler, sie ziehen den Nacken stramm und damit den Kopf nach hinten. Sie stauen damit die Schilddrüse, den Atem, das Herz. Bei ihnen ist der Hinterkopf das Hinterste. Die Stimme klingt krächzig.

Fehlhaltung Nr. 5

Wir stehen und gehen mit vorgeneigtem Oberkörper. Damit kommen wir aus der Gleichgewichtslage heraus, das Schwergewicht zieht uns nach vorn, wir müßten eigentlich auf die Nase fallen, fallen aber nicht, weil wir von unten her, von den Waden aus, durch Muskelarbeit zurückgezogen werden, auch stemmen wir die Zehen gegen den Erdboden, um uns zurückzudrücken, nach hinten zurück, aus der Fallinie zurück ins rettende Aufrechte. Wir verbrauchen damit enorm viel Kraft, die uns dann dort fehlt, wo wir sie zweckvoll anwenden sollen. Die fehlende Kraft wird ersetzt durch überhöhte Anspannung, also Verkrampfung, und das Ganze macht müde, während wir ohne diese Fehlhaltung alles spielend leicht bewältigen und noch ein freundliches Lächeln dazugeben könnten.

Selbstverständlich, wie bei j e d e r Fehlhaltung, leidet auch die Atmung, das Wichtigste. Vor allem aber: wir belasten bei solcher Körperhaltung viel zu sehr den vorderen Teil des Fußes, die Fußknochen kommen aus ihrer natürlichen Lage, und wir haben als Folge davon Senkfuß, Plattfuß oder Spreizfuß. Damit aber bringen wir die Organe im Innern des Leibes in Unordnung.

Senkfuß, Plattfuß und Spreizfuß, überhaupt alle Mißbildungen der Füße, haben weitreichende Folgen. Man mag nicht mehr wandern, das Gehen bereitet Schmerz, man mag am liebsten nur noch sitzen, man wird trübe oder unwirsch, und wer einen Stehberuf hat, kommt an den Rand der Verzweiflung; denn trotz aller Erschöpfung — der Zwang zum Broterwerb treibt unerbittlich, und der Mensch kommt seelisch nicht mehr zur Ruhe, zu keiner Freude. Unwillkürlich verkrampfen sich die Schultern, das Gesicht, der Nacken. Der Blick eilt immer voraus, der Körper strebt über die Füße hinaus, er findet seine Stütze nicht auf der hohlen Fußbrücke, sondern in der leeren Luft. Es ist keine Übertreibung, wenn man Fußleiden schwer und tragisch nennt, ihrer Folgen wegen.

Hinsetzen, Aufstehen, Bücken usw.

Man kann sich weich und sanft hinsetzen, mühelos, kraftsparend, elegant, graziös, anmutig; doch das vollbringen nur die wenigsten. Die meisten setzen sich hin mit einem Plumps, stehen auf mit einem Ruck und gebrauchen hierbei die Schultern, die Kinnbacken, die Hände, sogar Stirnfalten, den Nacken, den Kopf. Sie verausgaben damit eine Unmenge Kraft unnötig; es ist, als packten wir einen riesigen Koffer, um auf einen einzigen Tag zu verreisen. Wer sich aus Berufsgründen sehr oft hinsetzen, erheben und gar bücken muß, kann sich damit elend müde machen. Jede harte Bewegung sieht unschön aus, jede Bewegung kostet Kraft, jede Kraft muß hervorgebracht werden, doch der Vorrat ist begrenzt, nicht unerschöpflich, und daher ist denn auch zuletzt der Mensch erschöpft. Er klagt, die Arbeit ermüde ihn, während ihn in Wahrheit nur die unzweckmäßige Ausführung der Arbeit ermüdet. Weshalb sollen wir die Schultern in Bewegung setzen, wenn wir uns hinsetzen oder aufstehen? Weshalb muß dabei das Gesicht verkrampft werden? Weshalb müssen die Hände mitwirken?

Ein Bleistift ist zu Boden gefallen, wir wollen ihn aufheben, doch wie machen wir das? Die Knie bleiben beinahe steif, der Kopf und der Rumpf hängen weit nach vorn über die Füße hinaus, die Schwerkraft zieht an ihnen mit Wucht, wir krümmen den Rücken, verzerren das Gesicht, und wenn wir den Bleistift endlich aufgehoben haben, ist der Kopf rot geworden, das Herz hat gewaltig arbeiten müssen, alle Rückenmuskeln haben arbeiten müssen... Wir sagen dann: „Das ist anstrengend!" Besonders die Hausfrau klagt darüber.

Da nun Hinsetzen, Aufstehen und Bücken täglich an die hundertmal vorkommen und jedesmal unnötig Kraft verzehren, ist die Erwähnung dieser fehlgeleiteten Bewegung in unserer Aufzählung unerläßlich. Über die richtige Ausführung dieser Bewegungen sprechen wir später.

Über Arbeitsbewegungen ist allgemein zu sagen: Jede Arbeit wird unnötig erschwert, wenn wir mit den Bewegungen den Körper in solche Lagen bringen, in denen er den Schwerpunkt nicht mehr in der Mitte hat, sondern über die Gleichgewichtslage hinausgeht. Der Staubsauger ist zu kurz, folglich muß die Hausfrau ihn in gebückter Stellung gebrauchen. Nicht das Staubsaugen strengt an, sondern die gebückte Führung des Staubsaugers. Die Hausfrau steht zu weit ab vom Herd oder Küchentisch, folglich neigt sie den Oberkörper nach vorn, wo ihn das Schwergewicht niederzieht, und den Kopf neigt sie noch besonders nach vorn, damit auch ihn das Schwergewicht ergreifen und niederziehen kann, so daß es im Nacken und in den Schultern eine gehörige Spannung gibt.

Das Essen und die Näharbeit besorgen wir mit gekrümmtem Rücken, vorgeneigtem Oberkörper und vorgeneigtem Kopf. Am Schreibtisch und an der Schreibmaschine, auch an der Werkbank sitzen wir verkehrt und klagen dann, die Arbeit habe uns ermüdet, während uns weiter nichts als die verkehrte Körperhaltung ermüdet hat.

Am besten lassen wir hier Bilder sprechen.

(Das Sitzen in gekrümmter und in aufrechter Haltung)

In der gekrümmten Haltung quetschen wir die Schilddrüse, drosseln den kraftgebenden Atem, verspannen Nacken und Schultern, verbiegen den Rücken, drücken alle Eingeweide, drosseln den Kreislauf und verkrampfen Beine und Füße. In dieser verkehrten Sitzhaltung finden sich alle Übel zusammen, von hier aus ergeben sich alle möglichen Krankheiten, hier steckt die Ursache der frühen Invalidität.

Was aber haben wir für Stühle? Die Stühle sind samt und sonders sinnwidrig gebaut. Der richtige Stuhl muß eine Höhe haben, die folgende Sitzweise erlaubt: vollkommen gerader Oberkörper, damit die Organe in Brust und Unterleib frei arbeiten können. Die Oberschenkel müssen in ganzer Länge von der Kniekehle bis ganz nach hinten auf der Fläche des Stuhles Platz finden können. Die Stuhlhöhe muß so beschaffen sein, daß die Unterschenkel senkrecht nach unten weisen und die Füße flach auf dem Boden ruhen können. Beim Essen muß die Nahrung ungehindert verdaut werden können.

Statt dessen hocken wir mit den Gesäßbacken notdürftig auf der Vorderkante des Stuhles, engen alles ein, verspannen alles, verkrampfen uns durch und durch ... Doch das Bild spricht wohl alles am besten aus.

Schreiben? Sieh dir den Schreibenden an. Krumm und verbogen hockt er mit dem halben Gesäß auf der Stuhlkante, die rechte Schulter kommt riesig heraus, die linke Schulter wird verflacht, das Gesicht verzerrt sich, alles wird gequetscht, und dabei ist zum Schreiben (weiß Gott!) wirklich nichts weiter nötig als eine ganz leichte Bewegung in Hand und Unterarm. Mit riesigem Aufwand wird hier ein ganz kleines Ergebnis hervorgebracht.

Wir wollen eine Nähnadel einfädeln und verkrampfen hierzu Gesicht, Nacken, Hände und Schultern, wir pressen die Kiefer zusammen und halten die Nadel und den Faden eisenfest, lauter Verströmungen von Kraft, die uns am Abend schlechthin erschöpft zurücklassen.

Trage ein Tablett weit von dir gestreckt, so wirst du müde, selbst wenn das Tablett leer ist; trage es nahe am Körper, so ermüdet es wenig, selbst wenn es vollbeladen ist. Stehe mit leeren Händen, die du weit von dir streckst, so wirst du müde durch die bloße Haltung. Lasse die Hände senkrecht neben dem Körper herunterhängen, so spürst du von den Händen nichts. Arbeite recht weit weg vom Arbeitsstück, so wirst du müde; tritt nahe heran, so wirst du nicht müde. Neige dich vor, so wirst du müde; halte dich senkrecht, so wirst du nicht müde. Am besten arbeiten wir, wenn die schweren Oberarme senkrecht aus den Schultern herabhängen und die Unterarme und Hände recht wenig nach vorn hinauskommen. Wir kennen das Scherzwort: „Mensch, halt' dich senkrecht!" Es bedeutet: ruhe ausbalanciert auf dem Schwerpunkt!

Wenn in einem Betrieb die Sitzplätze für alle Mitarbeiter, große wie kleine, gleich beschaffen sind, kann das Betriebsklima nicht gut sein; denn durch den Normalzustand werden die Großen und vor allem die Kleinen arg gereizt, sie werden unlustig, vergeuden die Nervenkraft und werden sich sehr oft krankschreiben lassen.

Wenn wir eine Türe öffnen wollen, strecken wir in Ungeduld schon weit vorher den Arm aus und packen den Türgriff an, als sei er ungeheuer schwer. Der Blick giert voraus, der Kopf streckt sich nach vorn, der Unterkiefer verspannt sich, und dies alles, um nur einmal eine Tür zu öffnen. Haben wir aber das lächelnde Gesicht, so haben wir sogleich die Ruhe.

Wollen wir seitlich etwas sehen, so bewegen wir nicht die Augen, sondern den Nacken und die Schultern bis in die Hüften hinein. Wollen wir oben oder unten etwas sehen, so bewegen wir nicht die Augen, sondern den Kopf samt Nacken und Schultern.

Damit sei es genug. Wir zählen hier nur das Verkehrte auf, mit dem Richtigen beschäftigen wir uns nachher. Für diesmal sei nur gesagt: Durch die Fehlhaltungen des Körpers und fehlgerichtete Bewegungen schädigen wir schlechthin alles in uns, die Atmung, jedes einzelne Organ, die Drüsen, die Gelenke, sogar das Zellgewebe und vor allem das Gemüt, die Nerven; denn der gepeinigte Körper entsendet seine Unlust jedesmal ins Gemüt. Der übermüdete Mensch ist weniger angenehm als der frisch ausgeruhte, er arbeitet schlechter, benimmt sich schlechter und beherrscht sich nur mühsam. Er verdirbt sich das eigene Leben.

Das Gesicht

Auch im Gesicht tritt die Fehlhaltung hervor. Sieh dir die Leute an, wie sie in der Straßenbahn sitzen. Diese müden Gesichter, diese freudlosen, grauen, grämlichen Gesichter, diese Sorgengesichter, diesen schmalen, verbissenen Mund, diesen spitzen Mund, in dem die Lippen vorgeschoben sind und sich nie zum Lächeln verziehen.

Im Gesicht sind Muskeln. Wenn sie nicht bewegt werden, erstarrt das Gesicht, es wird ausdruckslos, es sei denn, wir wollten die starre Finsterkeit oder das unveränderliche Müde darin einen „Ausdruck" nennen. Merken wir uns aber folgenden Kernsatz: „Vom Gesicht her geht alle Verspannung aus, dort aber beginnt auch alle Entspannung, körperlich und seelisch."

Niemand braucht diesen Satz zu glauben, doch jeder sollte seine Wahrheit ausproben. Mache ein ganz und gar strenges, finsteres Gesicht oder ein grimmig energisches Gesicht, herrisch, gewaltsam, und jetzt bewege die Arme waagerecht seitwärts bis ein wenig nach hinten, so fühlst du, wie sich alles in Brust und Hals verspannt. Mache die gleiche Bewegung mit den Armen, während du deutlich lächelst, so ist die Spannung gering.

Denke im Geiste Wildes und Wütendes, so verzieht sich das Gesicht ins Finstere oder Harte, und wenn du aufmerksam in dich hineinlauschst, fühlst du die Verspannung vom Gesicht her durch die Brust bis in die Zehen hineingehen, auch die Hände wollen sich zur Faust ballen. Die Verspannung geht durch Brust und Magen, sie schädigt Herz und Verdauung. Löse jetzt das Gesicht zum frohen, gutwilligen Lächeln, so löst sich die Verspannung.

Wer dauernd in Sorge, Ärger, Grimm oder Furcht denkt, verkrampft sich dauernd im ganzen Körper und zieht seine Gesichtsmuskeln so oft in bestimmte Lagen, daß zuletzt ein Gesichtsausdruck entsteht, ja, eine Körperhaltung, die schon von weitem ankündigt, wes Geistes Kind so ein Mensch ist. *Von seinem Denken her formt er buchstäblich Gesicht und Körper, auch Ton, Blick, Haltung und die Art der Bewegungen.* Ebenso wird ein Mensch, der vorwiegend vertrauensvoll, freudig, zuversichtlich oder gütig denkt, ein entsprechendes Gesicht bekommen einschließlich Haltung, Ton, Blick und Bewegung. „Man sieht es ihm schon an," sagen die Leute, „er ist ein freundlicher, verträglicher, gütiger Mensch."

Geistige Arbeit formt ein geistvolles Gesicht, auch Ehrgeiz formt das Gesicht, dauernde Furcht formt das Gesicht, Sinnlichkeit formt das Gesicht, kurzum, unser Wesen, unser D e n k e n formt uns.

Weshalb machen wir so ein Gesicht? Weil wir sehr oft so denken. Warum sehen so viele so freudlos, lustlos, verbittert oder vergrämt aus und andere so herrisch, so gewaltsam, so kalt? Weil wir denken, wir hätten nie Glück, wir seien zu oft enttäuscht worden, oder wir müßten uns durchsetzen um jeden Preis. Es fehlt uns an Liebe, an Güte, also ernten wir dafür Verkrampfung, die im Gesicht beginnt und sich über Herz und Magen fortsetzt. Nervöses Herzleiden, Managerkrankheit, Magengeschwüre, das sind lauter seelisch begründete Leiden.

Es ist unendlich schwer, den Leuten beizubringen, daß sie ihre Gesundheit wiederfinden können, wenn sie nur endlich das Lächeln üben wollten, das Gesicht lebendig machen, ihr Denken ändern, ihre Weltanschauung.

Die Bibel sagt: „Du sollst deinen Nächsten l i e b e n !" Das bedeutet nicht, daß wir ihm um den Hals fallen oder der Dumme sein sollen, der sich ausbeuten läßt, es bedeutet nur, daß wir jeden Menschen in Freundlichkeit und Bereitwilligkeit ansehen sollen, ihm seine Schwächen und Fehler nicht vorhalten sollen, gutherzig und verzeihungsbereit sind, auf altem Groll nicht brütend sitzen bleiben. Dann entspannt sich das Gesicht und damit wird das Herz frei, die Verdauung arbeitet besser und der Nachtschlaf stellt sich ein.

Die Leute denken: „Lächeln werde ich erst, wenn ich Anlaß dazu finde, doch den finde ich nie; denn die Menschen taugen alle nichts, jeden Tag kann uns ein Unglück treffen, man muß sich verschließen, man muß unausgesetzt auf den Vorteil lauern." Indem sie so denken, gelangen sie freilich nie zum Lächeln. Nun aber warte nicht auf die Ereignisse, sondern fange es umgekehrt an. Bringe zuerst dein Lächeln, dann wird dein Leben leichter. Nimm bewußt die Haltung der Aufrechten ein, der Vertrauensvollen, der Frohen und Tatbereiten, dann ändert sich — von der Haltung aus — dein Wesen, dein Denken, deine Weltanschauung; denn wie die Haltung vom Denken hervorgebracht wird, so wird auch das Denken von der Haltung beeinflußt. Verbiete es dir, den Ereignissen nachzugeben, sei endlich Herr statt Knecht. Lächle, und du kannst, solange du lächelst, nicht traurig sein! Lächle, und du kannst nicht wütend sein. Lächle, und du kannst nicht ins Grübeln versinken. Lächle, und das Schlimmste kann an dich wohl heran, doch nicht hinein. Erst die Ware, dann das Geld, erst die Arbeit, dann der Lohn, und ebenso: erst das Lächeln, dann folgt das Inwendige, das Entscheidende nach.

Wenn ein Mensch sieben Fehler hat, so freue dich, daß es nicht acht sind; wird dir ein Bein abgenommen, so freue dich, daß du das andere noch hast. Jedesmal saugst du damit Kraft an. Nun aber blicke auf den Ärger, den Verlust, den Schaden, dann vergeudest du deine Kraft ans Tote, Vergangene, Unabänderliche und kannst dann freilich n i c h t lächeln und wirst immer trüber und unglücklicher.

Bewege den Mund recht wenig, halte den Mund recht fest zu, denke recht oft daran, wie sehr dich die Menschen gekränkt haben, liebe sie recht wenig, traue dem Leben grundsätzlich nicht, dann erntest du unweigerlich, was dir zusteht. Es kann ein Herzleiden sein, es kann Asthma sein, Magenleiden, Leberleiden oder Nervenleiden; denn solche Denkweise verspannt und verkrampft dich unablässig, während die andere Denkweise den Himmel öffnet.

Wir geben dir einen ganz „verrückten" Rat: Singe, wenn dir etwas schiefgegangen ist! Der „normale" Mensch wütet, grämt sich, sorgt sich und fürchtet sich, ohne daß er damit im geringsten etwas ändern kann, außer zum Unguten.

Wie man das fertigbekommen soll? Nur durch Yoga, nur durch Atembeherrschung. Wir kommen darauf noch zu sprechen Einstweilen zählen wir ein paar markante Fälle auf.

Markante Fälle

Herr Studienrat Soundso mußte mit 48 Jahren pensioniert werden. Er litt an Schmerzen im ganzen Körper, sobald er den Kopf bewegte. Er hatte schon als Schüler und als Student beim Lesen und Schreiben stets krumm gesessen, das setzte er nachher im Schuldienst fort. Seine Bücher und Hefte trug er stets fest an sich gepreßt unter dem linken Arm, beim Korrigieren der Hefte saß er stets krumm. Zuletzt hatte er im Nacken ein paar lädierte Bandscheiben, und damit war er am Ende. Die Nervenbahnen waren abgeklemmt. Da das Herz nicht funktionierte, wurde er auf „Herz" behandelt; da er über Schmerzen im Rücken klagte, wurde er in Heilbäder gelegt, er wurde akupunktiert und verrenkt, doch kein Arzt kam auf den Gedanken, ihm vorsichtig den Kopf zurechtzusetzen.

Ein Richter kam zu mir mit Kreislaufstörungen. Er hatte einen extrem krummen Rücken. Ich bat ihn, sich hinzusetzen und drei Zeilen Schrift zu liefern, und prompt bekam ich zu sehen, was ich erwartet hatte. Er setzte sich hin, auf die vordere Stuhlkante, die rechte Schulter hoch, die linke tief, die Kinnbacken verpreßt, und am rechten Zeigefinger offenbarte sich noch eine regelrechte Schwiele, weil er den Federhalter mörderisch fest umklammerte. Die Stirn war ein Meer von erstarrten Wellenkämmen. Dauernd drückte er Herz und Lungen zusammen.

Es ist auf dem Lande, die Bauern gehen zur Kirche. Ganz hinten wankt ein altes Mütterchen heran, das nur noch weit vorgebeugt gehen kann. Der Rücken ist bereits versteift. Die Frau hat sich seit ihrer Jugend nur immer gebückt und nie frei aufgerichtet, sie hat die Rückenwirbel in die naturwidrige Lage hineingewöhnt.

F. M. ALEXANDER berichtet, daß er Bernard Shaw von Angina pectoris und Hohlkreuz geheilt habe durch nichts weiter als Hingewöhnung zum richtigen Sitzen.

Alle möglichen Krankheiten entstehen aus der verkehrten Körperhaltung und verkehrt ausgeführten Arbeitsbewegungen, folglich gehen alle Krankheiten, die aus dieser Ursache entstanden sind, wieder weg, wenn die Ursache abgestellt wird. ALEXANDER behandelte mehr als 15.000 Menschen mit Erfolg durch nichts weiter als Korrektur der Haltung und der Bewegungen.

Wie macht man es richtig?

ALEXANDER machte eine große Entdeckung, als er die „Vier Befehle“ erfand, das Signal „Halt“, die Frage „Wodurch“, die Formel „Erst die Etappen, dann das Endziel“ und ferner die Erkenntnis, daß unser Körpergefühl trügt, wenn wir ihm bedenkenlos folgen. Was er damals noch nicht hatte erkennen können, war die Wichtigkeit des Atmens, die Wichtigkeit der Entspannung im Gesicht und die Übungen aus dem ihm noch unbekannten Yoga.

Die 4 Befehle lauten:

I. Rücken lang, II. Schultern breit, III. Kopf freischwebend waagerecht geradeaus, IV. Gesichtsentspannung (I-Gesicht).

Diese 4 Befehle bilden einen festen Block und gehören als Einheit zusammen.

ALEXANDER schrieb, es sei unmöglich, die 4 Befehle durch Worte deutlich genug zu beschreiben; es ist aber sehr wohl möglich.

I.

1. Rücken lang! 2. Kopf freischwebend waagerecht geradeaus! Wie soll man das machen? Wir stellen uns vor, eine starke Hand hielte das Rückgrat unten am Steißbein fest und eine andere starke Hand zöge es oben am obersten Halswirbel in die Länge, wie man etwa einen gebogenen Draht langzieht. Die Krümmungen verschwinden, der Draht wird zur geraden Linie und reicht damit höher hinauf. Indem man sich dies im Geiste vorstellt, wird ein Bild im Bewußtsein erzeugt, und nachdem wir es uns im Bewußtsein oft genug vorgestellt haben, erteilt das Bild bald von selber die zur Ausführung nötigen Befehle an den Körper, d. h., wir machen den Rücken jetzt bereits unbewußt lang. Von da an braucht der Befehl nicht mehr bewußt erteilt zu werden, sondern wird vom Unbewußten erteilt und unbewußt ausgeführt.

Zunächst müssen wir die aufrechte Haltung „Rücken lang“ freilich bewußt herstellen. Hierzu gibt es verschiedene Tricks.

a) Halte den Kopf ruhig geradeaus, bewege ihn nicht, hebe aber beide Arme langgestreckt hoch, ganz hoch, noch höher, als wolltest du einen vorbeifliegenden Engel aus dem Himmel herausangeln, bleibe aber dabei mit beiden Füßen flach auf dem Boden und halte den Kopf waagerecht. Wir fühlen in den Hüften ein deutliches Schlankwerden, der Körper wird aus dem Becken herausgehoben, wir fühlen, daß wir jetzt länger geworden sind. (Der Kopf darf dabei aber nicht in den Nacken gezogen werden!) Dieses Gefühl des Schlankwerdens und Größerwerdens wollen wir hier kurz das „Hüftgefühl" nennen. Dieses „Hüftgefühl" muß verbleiben, es darf nicht verloren gehen, wir dürfen die einmal erreichte Höhe und Länge nicht wieder aufgeben, wohl aber nehmen wir jetzt die Arme zwanglos herunter, winkeln sie im Ellenbogen ein wie ein Reiter, der die Zügel hält, und gehen nun spazieren. Die Daumen weisen nach außen. Der Gang ist ein wundervoll leichtes Schweben, eine herrliche Entlastung der Füße. Man kann in dieser Weise unermüdbar gehen und gehen, doch der Kopf, der Kopf, der Kopf — er darf um keinen Preis gesenkt werden, und dieses Empfinden „Rücken lang, Kopf freischwebend waagerecht geradeaus" muß wachgehalten werden durch fortgesetzte deutliche B e w u ß t m a c h u n g. Wir bemerken dabei, daß wir uns bei jedem Schritt weich federnd auf die Ballen heben und förmlich nach vorn hin „getragen", gefördert werden.

b) Lege die Daumen an die Oberschenkel, die Handflächen weisen schräg nach hinten, die Ellenbogen sind leicht eingewinkelt und stehen vom Körper ab. Der Kopf bleibt oben. (Oben, das heißt o b e n, geradeaus gerichtet, schwebend, nicht in den Nakken gezogen, nicht neugierig nach unten schauend.) Gehe in dieser Haltung umher, denke beständig „Rücken lang, Kopf hoch", so verspürst du abermals den sanften, schwebenden Gang, die Mühelosigkeit, die Überwindung der Schwere.

c) Halte mit Daumen und Zeigefinger ganz leicht die mittlere Partie der Nase eingeklemmt (hauchleicht) und fahre beim Einatmen ganz leicht die Mundfalten hinab, so geht der Kopf von selbst in die richtige Lage, und der Rücken macht sich von selbst lang. Lasse nun Kopf, Rücken und Hüftgefühl unverändert, winkle die Ellenbogen ein (die Daumen weisen nach außen) und nun gehe umher — und siehe, der schwebende Gang ist da.

d) K l a v i e r s e s s e l s c h r a u b e! Wir stellen uns vor, wir hätten unten im Kreuz ein Schraubgewinde wie ein Klaviersessel, den man hochdrehen kann. Nun schrauben wir 2 oder 3 Windungen hinauf und schon wird der Rücken gerade, wir sind gewachsen, der Leib tritt flach zurück, wir spüren den Eintritt von noch mehr Luft in die Lunge. Wir hüten uns aber davor, dies mit Krampf zu veranstalten, wir veranstalten es im Gegenteil locker und freundlich und machen um Gottes willen kein Hohlkreuz.

e) Stehend oder sitzend ziehen wir die Gesäßbacken stramm an, und schon wird der Rücken lang, die Haltung wird aufrecht.

f) Wir bauen uns schön freundlich aufrecht hin, lächelndes Gesicht, Rücken lang, kein Hohlkreuz, und nun halten wir mit der rechten Hand auf der Handfläche ein kleines Tellerchen so, daß es in Kinnhöhe vor uns ist, den Arm im Ellbogen gewinkelt. Und gehen im guten flotten Schritt umher, immer denkend: „Kopf schön geradeaus, Kinn an die Binde, Rücken schön lang, kein Hohlkreuz!“ Indem wir in dieser Haltung gehen, an die Übung denken, immer schön unser Tellerchen im Auge behalten, so ergibt sich der schwebende Gang von selbst. (Diese Übung ist eine der wichtigsten.)

g) Kinn an die Binde, Hinterkopf hoch! — Denke dir, du hättest eine Halsbinde um, und es sei dir befohlen „Kinn an die Binde“, dann kannst du den Kopf nicht mehr vorstrecken. Zweitens wird dir gesagt: Hinterkopf hoch! (Nicht Kopf, sondern Hinterkopf!) Alsdann sitzt der Gesamtkopf gerade, und so belassen wir ihn. Es ist geschafft! Nebenbei: wenn der Kopf absolut gerade auf dem obersten Halswirbel sitzt, können wir ihn ohne Mühe ganz weit nach rechts wie nach links drehen, sitzt aber der Kopf dummerweise so, daß wir schon wieder einmal nach oben oder nach unten schauen, dann können wir ihn nicht so weit herumdrehen.

Etwas schwieriger zu erfassen ist folgende Hilfe: h) Halte die Kuppen von drei Fingern ganz lose hinten im Nacken dorthin, wo der oberste Halswirbel sitzt. Nun senke den Kopf hauchlangsam mit innerlichem Hinlauschen ein wenig zur Brust nieder, so fühlst du, wie sich unter den Fingerkuppen der Nacken verspannt, er wird härter. Bringe den Kopf vorsichtig wieder ins Waagerechte, so vergeht die Spannung. Nimm den Kopf ganz langsam in den Nacken, so fühlst du abermals eine leise Verspannung. Bringe den Kopf vorsichtig wieder in die Waagerechte, so läßt die Spannung nach. Halte nun den Kopf so, daß die Spannung am geringsten ist, so steht der Kopf im Gleichgewicht, und schon macht sich der Rücken von selbst lang und auch der schwebende Gang ist da. (Und immer dabei still lächeln, ganz leise lächeln, etwa wie Mona Lisa.)

Und nun folgendes: e) Hat der Kopf die genau ausgeprobte richtige Stellung, so stemme die Faust hart gegen die Brust, strecke den Daumen nach oben und lasse ihn das Kinn von unten her stützen. Der Daumen mahnt das Kinn, das Kinn mahnt den Kopf, und die Faust hat an der Brust festen Halt. Gehe umher, und du findest wieder den schwebenden Gang, auch das Hüftgefühl, und damit hast du immerhin z w e i der vier Befehle ausgeführt: Rücken lang, Kopf freischwebend geradeaus.

Du wirst merken, daß der Kopf die infernalische Neigung hat, sich senken zu wollen ins Demütige, Grüblerische, Kopfhängerische. Er will dauernd herunter. Er drückt ziemlich arg gegen den Daumen, er w i l l herunter, doch das erlaubst du ihm nicht, sondern sprichst dir im Geiste beständig vor: „Rücken lang, Kopf freischwebend geradeaus, Hüftgefühl". Indem du in der geistigen Vorstellung die Ausführung der Befehle vor dir siehst und aufmerksam lauschend ins Bewußtsein nimmst, was du jetzt im Körper empfindest, bildet sich die neue Gewohnheit heran, und von da an brauchst du dir Befehle nicht mehr bewußt zu erteilen, sie rollen von selbst ab.

II.

Mit dem Befehl „S c h u l t e r n b r e i t !" ist weiter nichts gemeint, als daß du die Schultern nicht etwa schmaler machst, sie also nicht nach vorn zusammenziehst, auch nicht unnütz nach hinten bringst. „Schultern breit" bedeutet mithin, daß wir die Schultern einfach in Ruhe lassen. Wir lassen sie in Ruhe, sobald wir den Kopf richtig halten, also freischwebend geradeaus. Gerade mit den Schultern betreiben wir himmelschreienden Mißbrauch. Vor lauter Hast und Eile gehen wir vornübergebeugt, die Nase geht voran durchs Ziel; Eile und Angst, auch Begier, veranlassen uns dazu. Dazu noch rudern wir mit den Schultern oder heben sie gänzlich sinnlos hoch, „ziehen sie an" und verkrampfen uns damit unleidlich.

Man kann die Schultern „kennen lernen" durch folgenden Trick: setze dich auf den Stuhl, schön aufrecht, Rücken lang, Kopf freischwebend geradeaus, deutlich lächelnd, doch die Arme lasse seitlich herunterbaumeln und bekümmere dich nicht um sie. Wohl aber lauschen wir jetzt mit dem Gefühl nach, wie die Schultern langsam entspannt werden, wie sie ganz und gar nichts verrichten, wie sie nur einfach da sind.

Oder wir gehen in aufrechter Haltung, gehen einfach und lassen die Arme seitlich herunterbaumeln und in natürlicher Weise pendeln. Wir drehen uns, und die lockeren, losen Arme pendeln um uns herum. Wir machen überhaupt nichts mit ihnen, sie baumeln einfach. Abermals sagt uns jetzt ein deutliches Wohlgefühl, daß die Schultern nun entspannt sind. (Beim Einatmen treten die Schultern ganz von selbst ins Breite, beim Ausatmen gehen sie etwas nach vorn, doch das „machen" wir nicht, sondern lassen es nur geschehen.)

Wir können noch eine weitere Studie machen: stelle dich mit bloßem Oberkörper vor den Spiegel und hebe nun langsam den einen Arm, ohne die Schulter mitzuheben. Bewege langsam den Kopf, ohne die Schultern mitzubewegen. Lasse den Oberarm faul herunterhängen und hebe lediglich den Unterarm samt Hand hoch, ohne die Schultern zu bewegen. Jedesmal erkennst du, wie überflüssig es ist, die Schultern zu bewegen.

III.

Wir kommen nun zu dem letzten der vier Befehle: I-Gesicht!

Die Ausführung ist einfach, doch bezeichnenderweise für manche Menschen unsagbar schwer. Sie sollen lächeln, doch sie können es nicht. Sie versuchen es, doch ihr Auge blickt weiterhin ernst, die Lippen verziehen sich zu dem Ansatz eines Lächelns, doch das Lächeln selbst bekommen sie nicht fertig. Sie sind arme Verkrampfte, sie grübeln dauernd, sie grollen, sie klagen Gott und die Welt an, sie kommen über irgend etwas nicht hinweg. Und doch ist es technisch sehr einfach: singe den Vokal I aus und mache dabei den Mund energisch breit, vollauf breit, ausgiebig breit, man muß die Zahnreihen sehen können. Und in diesem Singen *verbleibe*. Die Gesichtsmuskeln werden damit in die Länge und Weite gezogen, sie dehnen sich, sie werden geschmeidig, das Verfrorene im Gesicht löst sich dabei. Stelle dir vor, du freutest dich über irgend etwas Schönes, etwas Wunderbares, lasse die ganze Seele von dieser Vorstellung erfüllt sein, dann geht dein Gesicht im breitesten Lächeln auseinander.

Und gerade hier sträuben sich die Menschen. Die Seele in ihnen sträubt sich. Sie wollen das Bittere, Trübe und Schwere nicht fahren lassen, sie wollen ihren Groll nicht fahren lassen, ihr Mißtrauen, ihre Angst; sie *fürchten* sich. Satan steckt in ihnen und klammert sich fest, denn das eine weiß Satan ganz genau: im verkrampften Menschen ist gut Wohnen für ihn, denn da kann er den Menschen immer fester in seine Gewalt bringen, doch wenn der Mensch lächelt, verliert Satan die Macht und muß weichen. Die Engel treten dann ein. Statt Groll tritt Verzeihung ein, statt der Schwere eine wundervolle Leichtigkeit. Das will Satan nicht dulden. Das Leben *soll* ernst sein, es *soll* schwer sein, es *soll* düster sein, wir wollen unseren Anspruch auf Klage und Anklage nicht hergeben, wir wollen Gerechtigkeit erleben, wir wollen gekränkt bleiben, wir wollen aus dem Hintergrund nicht heraus, wir haben Angst vor Freude, Weite und Licht. Das ist der Grund, weshalb wir uns weigern, ein lächelnd entspanntes Gesicht zu zeigen. Das Gute, das wir besitzen, freut uns nicht, denn erstens ist es noch nicht vollständig, zweitens kann es uns wieder genommen werden, alles ist unsicher, doch das Böse, Häßliche oder Gefährliche kann jederzeit eintreten. Darauf schauen wir nun hin, damit beschäftigen wir uns, dieses Düstere lassen wir in uns umgehen, es geht durch Gewohnheit schon von selbst in uns um, folglich fällt uns das Lächeln so schwer, der Mut, das Lebensvertrauen. Wir freuen uns nicht wohlbewußt täglich unserer gesunden schönen Tage und der Erfolge, wir erinnern uns nicht wohlbewußt freudig immer wieder des Guten, sondern zählen die vielen schweren Tage auf, unsere Leiden, unsere Beschwerdegründe, unsere Klagen und Anklagen. Diese Gewohnheit des Schwarzdenkens macht uns zu Pessimisten. Wir halten Lächeln für albern, frech, herausfordernd, auf alle Fälle für ungerechtfertigt, und damit, *von uns selbst erzeugt*, zieht die Verdüsterung immer tiefer in uns ein, die Verkrampfung, die

Überbeanspruchung, die bis in die Träume hinein geht, und es wird nicht lange dauern, so begegnen uns die Mißgeschicke reihenweise. Wir selbst, durch unser Denken, ziehen sie herbei.

Es ist verlorene Mühe, mit solchen Leuten zu reden. Wir können hier nur nochmals sagen: jede seelische und auch jede körperliche Beanspruchung wird leichter bewältigt, sobald und solange wir lächeln, das heißt die Gesichtsmuskeln entspannen, indem wir — wie beim Vokal I — den Mund in die Breite ziehen. (Nicht zerren, sondern einfach gehen lassen.) Die Augen leuchten sogleich heller auf. Und dieses Lächeln sollen wir nicht nur kurz hinhuschen lassen, sondern beibehalten. Man kann es, sobald man will. Die Gründe, die wir dagegen vorbringen, sind vom Satan geliefert. Du sollst deinen Nächsten lieben, du sollst freundlich sein, auch wenn dir dafür nicht gedankt wird. Gerade dann solltest du doppelt freundlich sein. Es geht dich nichts an, wie andere Menschen sind; dich geht nur an, wie du selbst bist. Auch sollst du nicht begrübeln, was durch kein Grübeln zu ermitteln ist, auch nicht fürchten, was höchstwahrscheinlich gar nicht eintritt, und wenn es eintritt, so sollst du es erst recht nicht fürchten, sondern es kaltblütig ansehen, abmessen, abwägen und es dann bewältigen. Umsichtig sein und Vorsorge treffen ist etwas ganz anderes als dauernd in Sorge leben. Stelle dir einen Menschen vor, der, wie man so sagt, „sorgenbeladen" ist. Stelle dir die Sorgen als Gepäckstücke vor. Wie will der Mann vorankommen, wenn er dauernd das viele Gepäck mit sich schleppt? Nun aber lächle, so purzeln viele deiner Sorgen von dir weg. Es ist völlig unmöglich, sich zu grämen oder zu fürchten, solange man das Gesicht bewußt auf Entspannung stellt, also lächelt, und keine Macht der Welt kann uns nötigen, vom Lächeln abzulassen. Wir lernen das Lächeln, sobald wir uns darüber klar geworden sind, daß in allen Fällen Angst unweigerlich lähmt; Sorge lähmt, Furcht lähmt, Haß vergiftet buchstäblich, aber Freude gibt wundervollen Auftrieb. Der Freudige hat ein freudiges Gesicht, er lächelt. Lächle, so tritt die Freude bei dir ein, denn jetzt endlich kann sie herein, weil du ihr die Tür aufgemacht hast.

Damit haben wir Einsicht gewonnen in die Möglichkeit, die 4 Befehle auszuführen, diese 4 Befehle, die das ganze Leben verändern können. „Rücken lang, Kopf freischwebend geradeaus, Schultern breit, I-Gesicht." Nun soll das Leben mal kommen. Es gibt einen wunderschönen Spruch. Er lautet: „Wie sie kommen, werden sie genommen!" Sie werden genommen, w e n n u n d w a n n sie kommen, nicht vorher schon, wenn noch gar keine Anstrengung nötig ist, keine Verkrampfung. Man wird ja sehen. Man kann sich vorbereiten, sich für diese und jene Möglichkeit so oder so wappnen, doch daß man sich schon tagelang vorher fürchten soll, grämen, sorgen, umherschleichen wie ein Sterbender, das steht nirgends geschrieben. Die Welt gehört dem Mutigen; dem Zaghaften gehört noch nicht einmal das, was er in der Hand hat. Jeder kann es ihm wegnehmen.

Der große Betrug

Nun aber kommt der große Betrug, den die Natur an uns verübt, sobald wir nicht aufpassen. Da hast du nun jahrelang den Buckel krumm gemacht, den Kopf niedergesenkt, die Atmung vernachlässigt, nur selten gelächelt, und nun merkst du schon gar nicht mehr, wie verkrümmt du bist, eingefroren, nur halb lebend. Diesen Zustand hältst du für normal, weil du dich an ihn gewöhnt hast. Du bist bereits eingerostet und weißt es nicht.

Du mußt also zunächst *wissen*, welche schlechten Gewohnheiten du hast, du mußt sie erkennen und ferner mußt du den Willen haben, sie abzulegen. Sie werden dich aber immer wieder verlocken. Die Macht der Gewohnheit verführt dich. Mindestens tausend Leute haben mir versichert: „Wenn ich bequem sitzen soll, muß ich *so* sitzen!" Und machten mir vor, wie sie sitzen: mit krummem Buckel! „Wenn ich aufrecht sitzen soll, sitze ich unbequem!"

Wir müssen demnach folgendes in Rechnung stellen: wenn wir uns hinsetzen wollen, führen wir das Hinsetzen im Banne der alten verkehrten Gewohnheit aus, instinktiv verkehrt. Wir werden jetzt also nicht denken: „Ich will mich hinsetzen", sondern denken zunächst: „Halt, *wie* setze ich mich hin? Wie setze ich mich *richtig* hin?" Und dann erst setzen wir uns, doch diesmal fallen wir auf die alte Gewohnheit nicht herein, sondern überlegen erst, was wir tun.

Denke nicht: „Ich will jetzt schreiben", stürze jetzt nicht im Banne der alten Gewohnheit in die alte, schlechte Haltung beim Schreiben, sondern rufe dir innerlich „Halt" zu und frage dich, wie man sich zum Schreiben *richtig* hinsetzt, gesund und kraftsparend. Und dann erst schreibe.

Mit anderen Worten: stürze nicht blindlings auf dein Ziel zu, sondern überlege, in welchen einzelnen Etappen es am zweckmäßigsten zu erreichen ist. Werde dir über die Etappen und Stufen klar. Um ein Beispiel zu nennen: wenn du im vierten Stockwerk wohnst und auf die Straße gehen möchtest — springst du da etwa kurzweg zum Fenster hinaus? Nein, sondern du gehst die Treppenstufen hinunter, eine nach der anderen, und *jetzt* erst bist du auf der Straße.

Wir übernehmen mithin von F. M. Alexander die wunderbare Formel: „Halt! — Wodurch?" Dann erst folgt die Ausführung, wohlüberlegt und nicht mehr blindlings dem trügerischen Instinkt folgend.

Die Gewöhnung im Geiste an „Halt" und „Wodurch" stellt sich bald ein, und von da stellt sich die neue Gewohnheit ein, so daß wir die Formel nun nicht mehr nötig haben, genauso wenig, wie wir späterhin das liniierte Papier brauchen, das allerdings im Anfang beim Schreibenlernen dringend nötig war.

Wozu die Schultern bemühen, wenn wir zu gehen beabsichtigen, wozu wir doch die Schultern wahrhaftig nicht benötigen? Wozu die Fäuste verkrampfen, wenn wir nur einen leichten Gegenstand bewegen wollen? Wozu den Füllfederhalter kneten und pressen, da wir doch zur Federführung nur ganz wenig Kraft benötigen? Dem Manne mit der Schreibschwiele am Zeigefinger gab ich den Rat, einen Pflanzenstengel von der Wiese zu holen und ihn als Federhalter anzusehen, ohne ihn zu zerdrücken. Wozu mit der Schulter schreiben? Wozu dermaßen verkrampft schreiben, daß sich nachher Schreibkrampf einstellt als Folge der unsinnigen Kraftdreingabe im ganzen Arm?

Bewegungen

Zum Hinsetzen wie zum Aufstehen benötigen wir weiter nichts als die Arbeit zweier Gelenke: alles übrige im und am Körper bleibt unbeteiligt.

Wir wollen uns hinsetzen? Gut, dann stellen wir uns so hin, daß wir die vordere Stuhlkante an den Waden fühlen, um sicher zu sein, daß der Stuhl an seinem Platze steht. Alsdann beugen wir den Oberkörper im Hüftscharnier tief nach vorn. Anders gesagt: wir strecken das Gesäß nach hinten hinaus. Wir strecken es soweit nach hinten, daß es mit seinem Gewicht ungefähr dem Gewicht des nach vorn überhängenden Oberkörpers entspricht, halten uns also im Gleichgewicht von 50:50 mit vorn zu hinten. Alsdann bewegen wir uns im Kniescharnier, lassen es aufgehen und sinken damit hinunter, doch im kritischen Moment nimmt uns der Stuhl bereits auf und trägt uns, u. zw. mit der ganzen Fläche wunderbar statisch richtig.

Das Schwergewicht von Kopf und Oberkörper ruht senkrecht auf dem Sitz. Die Unterschenkel stehen senkrecht, die Füße ruhen mühelos waagerecht unverkrampft, nirgends ist Mühe sichtbar. Herz und Lunge und die Eingeweide unterhalb des Zwerchfells — alles hat seine bequeme naturgemäße Lage. Die Atmung ist nicht beengt, der Strom des Lebens kann frei fließen, die Schultern haben überhaupt nichts zu tun. Die Lehne steht senkrecht hoch und kann — wenn überhaupt — zum ganz gelinden Stütz gebraucht werden. Die Oberarme fallen senkrecht, die Unterarme werden von den Oberschenkeln getragen, alles ruht entspannt, dem Hirn wird keine Kraft entzogen.

Wenn wir aufstehen wollen, beugen wir abermals den Oberkörper nach vorn, indem wir uns im Hüftscharnier vorbeugen, alsdann bemühen wir uns im Oberschenkel und lassen das Scharnier im Knie zugehen. In dem Grade, wie wir uns erheben, richten wir den Oberkörper wieder auf. *Die einzige Arbeitsleistung erfolgt in den beiden Scharnieren im Knie und in der Hüfte.* Hierauf sind beide Scharniere eingerichtet.

Aufstehen wie Hinsetzen gehen bei dieser Technik wie im Traum vor sich, mühelos schwebend, anmutig, ein wahrer Gesang. Wir müssen nur darauf achten, daß wir den Kopf nicht gesondert bewegen. Denke dir, Kopf, Hals und Oberkörper seien aus einem Stück gegossen, und wisse dabei, daß die Gewohnheit, beim Hinsetzen und Aufstehen den Kopf noch gesondert zu bewegen, sehr eingefleischt ist und folglich bewußt unterdrückt werden muß, bis diese Neigung endlich verschwindet. Ein solches Niederlassen wie Aufstehen wirkt wundervoll anmutig. Der Kraftverbrauch ist auf das Mindestmaß eingeschränkt, die Bewegung geht wie ein Zauber vor sich. Beim Aufstehen gibt es keinen krampfigen Ruck, beim Niederlassen keinen harten Plumps.

Stelle dir dagegen das andere vor, das krumme Hinhocken mit jähem Fall und jähem Aufzucken, wobei die Arme mitrudern, das Gesicht sich verzerrt und der Nacken sich verspannt. Lächle beim Aufstehen, lächle beim Niedersetzen, und das Gesicht bleibt schön, freundlich, gewinnend.

Nicht bücken, sondern hinhocken!

Der Unkundige bückt sich mit steifen Knien aus dem Stand, beugt den Oberkörper weit vor, den Kopf noch mehr und verfällt damit dem Gesetz der Schwere, das er durch gewaltige Muskelarbeiten ausgleichen muß. Er erhebt sich vom Bücken und hat einen roten Kopf, Blutandrang im Gehirn und einen ächzenden Rücken.

Wir aber machen es anders. Wir bücken uns nicht, sondern hocken uns hin. Der Rücken bleibt beim Hinhocken absolut aufrecht, der Kopf ebenfalls. Wir beugen den Oberkörper im Hüftscharnier nach vorn, öffnen das Scharnier in den Knien, strecken den linken Arm als Balancierstange zum Gewichtsausgleich nach hinten und heben mit der rechten Hand das Hingefallene eng und nahe am Körper mühelos auf. Die Gelenke bekommen zu tun und bleiben frisch. *Es können sich keine Stoffwechselschlacken in ihnen ablagern.* Rheuma und Arthritis haben in den Gelenken ihre Heimat. Gründliche Bewegung der Gelenke verhütet hier vieles, was durch Ernährungssünden herbeigeführt wurde.

Von der tiefen Hocke aus kommen wir zum geradezu musikalisch weichen Hinlegen, während der Unkundige, wenn er sich auf den flachen Boden setzen will, geradezu mörderisch umherwirtschaftet mit Ächzen und Stöhnen und eckigen, steifen Bewegungen. Zuletzt landet er mit einem Plumps. Der Körperkundige läßt sich in einer einzigen fließenden Bewegung nieder und steht ganz weich wieder auf.

Die Frage „Wodurch hocke ich mich hin?“ wird mithin wie folgt beantwortet:

Wir machen es wie die Hofdamen, die vor Ihrer Majestät ins linke Knie gingen. Der rechte Fuß bleibt flach auf der Sohle stehen, er trägt uns. Den linken Fuß nehmen wir ein klein wenig zurück und stellen ihn auf die Spitze. Jetzt lassen wir in beiden Knien die Scharniere aufgehen, gehen also in tiefe Kniebeuge, lassen aber den Rücken absolut gerade und lang. Wenn wir tief unten angelangt sind, stützen wir uns ein wenig auf den linken Arm, finden Halt am Boden und lassen uns geradezu schwebend nieder. (Endstation: Zeichnung rechts auf Seite 84).

Wir üben dies einige Male, bekommen den Bogen nun schon ganz schön heraus und besorgen das Hinhocken wie das Aufstehen von da an unbeschwert. 10mal geübt mit Nachdenken dabei, noch 10mal nun schon rascher, und es „sitzt", der Körper hat es begriffen und angenommen und führt es von jetzt an ohne bewußten Befehl aus. Höchstens „Halt" brauchen wir noch zu denken; bei „Halt" erinnert sich der Körper und besorgt die richtige Ausführung von sich aus.

Wir finden hierbei ganz von selbst folgende Generalregel heraus, die sehr bald ins Unbewußte übergeht und alle Bewegungen mühelos und schön gelingen läßt. Sie lautet: „Sobald ein Stück des Körpers nach vorn über die Gleichgewichtslage hinausgeht, muß ein anderer Teil des Körpers entsprechend nach hinten über die Gleichgewichtslage hinausgehen. Drei Kilo vorn verlangen drei Kilo hinten." Und unter gar keinen Umständen darf der Rücken gekrümmt werden. Geht die rechte Schulter nach vorn, so muß die linke nach hinten gehen, damit stets die Schultern breit bleiben, das Herz nie gedrückt wird, die Atmung stets frei bleibt.

Wollen wir uns verneigen, so neigen wir uns mit geradem Rücken im Hüftscharnier und halten entsprechend die Arme nach hinten, mindestens die Oberarme. Wenn wir uns verneigen, neigen wir den Oberkörper, nicht aber den Kopf außerdem noch; denn der Kopf ist schwer, er soll nicht nach unten ziehen, die Kehle muß frei bleiben, weil durch die Kehle der Atem eingeht.

Man braucht es nur ein paarmal zu üben, erst langsam mit Nachdenken und Kontrolle durch das Bewußtsein, dann etwas rascher, geschmeidiger, freier, nicht durch zuviel Kontrolle verkrampft, bis endlich das Verneigen mühelos, weich und schön gelingt. Man kann es in 5 Minuten für immer erlernen. Man muß nur eben wissen, wie wichtig die Übung ist.

Augenübung

Wenn wir tief unten etwas sehen wollen, richten wir den B l i c k nach unten, nicht Körper und Kopf. Wenn wir hoch über uns etwas sehen wollen, richten wir den B l i c k nach oben, ziehen aber nicht den Kopf in den Nacken. Das Sehen soll durch die Augen besorgt werden, nicht durch den Kopf. Ebenso wenden wir den B l i c k nach rechts oder links, nicht aber Körper und Kopf. Auf diese Weise sparen wir Kraft, bleiben im Geiste ruhiger, gelassener und stärken vor allem die Augen, wir erhalten sie geschmeidig.

Stelle dich aufrecht hin, den Hinterkopf hart gegen die Wand, bewege um keinen Preis die Schultern und nun prüfe nach, wie weit dein Blickfeld nach oben und unten sowie nach rechts und links reicht. Du lernst dann, wieviel deine Augen erfassen können, ohne daß der Kopf bewegt werden muß.

Strecke den Daumen weit vor dich hin und blicke auf den Nagel des Daumens. Nun bewege den ausgestreckten Arm langsam im Kreise nach allen Richtungen und dann auch dicht auf dich zu und weit von dir weg, immer aber lasse dabei den Blick auf dem Daumennagel und f o l g e dem sich bewegenden Daumen. Die Augen lernen dadurch, sich frei zu bewegen, und werden ungemein erfrischt. Dein Fehler bisher war folgender: Du hast die Augen stets ganz starr gehalten und nicht sie, sondern den Kopf bewegt. Überhaupt: Lasse die Augen öfter im Freien umherschweifen, indem du mit unbewegtem Kopf recht hübsch langsam die Umrißformen der Landschaft oder eines Hauses verfolgst. Sogar an einem Möbelstück kannst du dich üben, indem du es langsam mit den Augen umwanderst, beginnend ganz unten links, langsam mit dem Blick hochgehend nach oben links, hinüber nach oben rechts, von dort nach unten rechts, von unten rechts nach unten links; doch das Wandern muß langsam und fließend geschehen, nicht mit harten Rucken von hier nach dort.

Anmut in den Bewegungen

Stelle dir vor, du seiest Dirigent des Opernorchesters oder Gesangvereins. Stelle es dir bildhaft deutlich vor und nimm deine Aufgabe als Dirigent sehr ernst. Nun hebst du den Taktstock, die Ellenbogen müssen breit und hoch stehen. Nun gibst du das Zeichen zum Einsatz. Und dann machst du am besten die Augen zu, um dich recht in die Sache hineinzuversenken, und nun hebt die Musik an, die du summend oder singend selbst besorgst, ganz leise, schön sanft, hingebungsvoll, sogar mit Schmalz, mit Kitsch. Wiege dabei den Körper, lasse ihn getragen werden von den Tonwellen, gib dich ganz und gar der Musik hin. Es soll nur ein Summen oder ein Singen auf „a" mit leiser, feiner Hauchstimme sein, doch es muß dich durchdringen, es muß den Körper in Bewegung setzen, vor allem die Gelenke, die Scharniere.

Diese Übung lockert den Geist fast noch mehr auf als den Körper. Sei nur nicht ununterbrochen ernst und würdig. Ernst und würdig bedeutet steif und eingerostet. Die Hauptsache ist, daß die Oberarme bewegt werden, ohne die Schultern mitzubewegen. In den Schultern wohnt die Ruhe, die Gelassenheit, in den Oberarmen wohnt der Schwung, das Schwunghafte, Beschwingte, Graziöse, Anmutige. Die körperliche Beschwingtheit geht in den Geist über und verleiht auch ihm das Geschmeidige, Elegante, Graziöse.

Schreiben

Stürze dich nicht drauflos und denke nicht „Schreiben", sondern rufe dir innerlich „Halt" zu und besinne dich auf das Wie und Womit. Zunächst einmal richtig hinsetzen, dann prüfen, ob der Sitz stimmt, und nun erst schreiben.

Ergebnis der rechten Haltung: Der Kopf bleibt klar und frisch, Herz und Lunge, Atmung, Verdauung, alles bleibt frei. Wir können uns in der Hüfte nach beiden Seiten drehen und wenden, können uns nach beiden Seiten bücken, können auf die Vorlage schauen, können frei telephonieren, wir können unermüdlich arbeiten. Müssen wir durchaus steil nach unten schauen, so bewegen wir nur die Nackenmuskeln, nie machen wir den Rücken krumm. Mit den Händen können wir uns ganz leicht von der Tischkante abstoßen, wir können uns ganz auf die Hände zurücklassen, der Rücken bleibt unbewegt, der Nacken ebenfalls, die Augen nutzen ihr Blickfeld aus — zu schreiben hat nur die Hand, ein wenig noch der Unterarm. Der Text, den wir schreiben, wird ganz von selbst freundlicher gestaltet, und das bedeutet: erfolgreicher!

Das gleiche gilt für Näharbeiten und für das Lesen.

Die Generalregel lautet: mit der Arbeit an den Körper heran, nicht weit vom Körper entfernt. Auch essen sollen wir so. Die Schüssel n a h e am Körper, der Körper n a h e am Tisch. Das Gucken wird von den Augen besorgt, nicht vom Kopf. Wir leisten das Doppelte mit einem Zehntel an Mühe.

Und stets bei der Arbeit lächeln! Bei j e d e r Arbeit lächeln. Mit Lächeln geht a l l e s leichter. Durch Lächeln lernen wir freundliche Geduld; das Gegenteil heißt Nervenverschleiß, Lebenserschwerung.

Anmerkung: Dies zu lesen hat wenig Wert; Wert hat nur das Tun, das Üben, und richtiges Üben bedeutet b e w u ß t e s Üben, also Tun und dabei w i s s e n, was man tut.

Kopfrollen

Kopfrollen kann man üben, indem man den Kopf rollen läßt. Man stellt sich bolzengerade aufrecht hin, achtet darauf, daß sich um keinen Preis etwa die Schultern bewegen und läßt nun den Kopf in seiner ganzen Schwere nach unten fallen. Man fühlt im Nacken sofort eine Art von Querriegel. Bewege nun den Kopf in seiner ganzen schweren Last langsam nach links und lasse ihn links liegen, bis du spürst, wie sich rechts am Halse seitlich alles ganz stramm anfühlt (Schultern unbewegt!). Dann lasse den Kopf tief nach hinten in den Nacken rollen und fallen. Du spürst, wie arg sich jetzt die Kehle verspannt; öffne den Mund, und die Spannung läßt nach. Alsdann geht der Kopf nach rechts und läßt auch dort sein enormes Gewicht wirken. Ergebnis: Die gesamte Nackenmuskulatur wird geschmeidig gemacht, die Ermüdungsknoten gehen weg, die Sehnen am Halse werden gedehnt und erfrischt. Doch das Kopfrollen muß langsam geschehen. Bei dem Wort „langsam" mußt du dir klarmachen, daß langsam eben „langsam" bedeutet. Dein Hauptlaster ist die Eile, die Erfolgsgier, die Energie, der Wille. Wirf das weg!

Die Füße

Die Füße tragen den Körper. Sie können es nur dann gut vollbringen, wenn sie gewölbt sind wie ein Brückenbogen und flach auf der Erde stehen. Der Fuß ist zwiefach gewölbt: einmal in der Längsrichtung, einmal in der Querrichtung. Sinken die Wölbungen ein, so haben wir Senkfuß oder Spreizfuß. In beiden Fällen kann der Fuß seiner Aufgabe nicht mehr gerecht werden

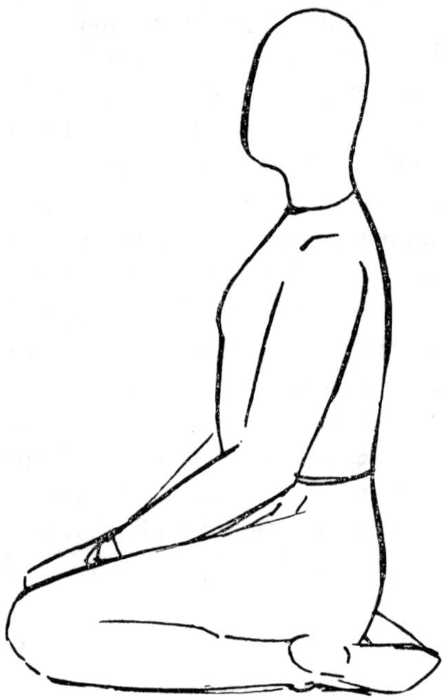

und meldet sich durch stechende Schmerzen. Den Senkfuß schaffen wir weg durch Angewöhnung des sog. „Diamantsitzes" aus dem Yoga. In diesem Sitz legen wir das ganze Gewicht des Körpers auf die Fußknochen in solcher Weise, daß wir sie in die richtige Wölbung hineinpressen. Für Fußkranke ist der Sitz anfangs sehr schmerzhaft; doch wenn wir bedenken, welche Wohltat wir gewinnen wollen, sollten wir den

Schmerz im Anfang für Null rechnen und einfach üben, täglich mehrmals, wochenlang, monatelang, bis endlich der Fuß gehorcht.

Im Diamantsitz bei geradem Rücken, geschlossenen Augen und lächelndem Gesicht legt sich jede Gemütserregung, ein wunderbarer Friede breitet sich aus, zumal wenn wir dabei noch recht schön langsam atmen und auf den Atem achten. Es gibt keinen größeren Gewinn auf Erden als Friede im Gemüt. Yoga (recht verstanden und von berufenen Leuten gelehrt) ist die Krone des Lebens, eine körperliche und vor allem seelisch-geistige Erneuerung.

Gegen Spreizfuß gibt es ein anders gestaltetes Mittel: Nimm den Fuß in die Hand und presse die steifen Finger dorthin am Ballen, wo du es nötig hast. Die Finger dringen in den Ballen ein und pressen die Fußknochen in die richtige Lage. Nun umspanne den Fuß fest mit der anderen Hand und nimm die hineingepreßten Finger aus dem Ballen heraus. Halte den Fuß in dieser Pressung fest. Je öfter du dies tust, um so eher gewöhnen sich die Knochen in die richtige Lage zurück.

Über die schlimmen Folgen von Senkfuß und Spreizfuß hatten wir schon vorher gesprochen. Hier sei nur noch einmal daran erinnert.

Gehe in der Wohnung auf Holzsandalen, die wohlberechnete Wölbungen haben und die Zehen zur Arbeit nötigen. Kaufe nur Schuhe, die dem Fuß Raum geben. (Oder kaufe dir Schuhe nach der Mode, als Frau vielleicht Schuhe mit recht hohen Absätzen, so ziehst du dir Unterleibsleiden und Herzschädigungen zu, hast überall schwere Arbeitslast, eine unglückliche Ehe, wirst früh siech und machst den Frauenarzt reich. Mehr kann man dazu nicht sagen. Doch den Törichten ist ja überhaupt nichts zu sagen.)

Die Gegenrede

Die Gegenrede lautet: „Das ist mir viel zu kompliziert. Worauf soll man denn *noch* alles achten? Auf die frühere Art ging es doch *auch!*“

Freilich, man kann lange Zeit töricht leben; doch eines Tages melden sich die Folgen an, zunächst nur bescheiden und höflich, dann deutlicher, zuletzt unüberhörbar, und dann hört das übermütige Lachen auf. Menschen in der Jugend können es einfach nicht glauben, daß auch sie einmal 40, 50, 60 und noch mehr als 60 Jahre alt sein werden und dann *auch* zu dem Heer der Klagenden und Leidenden gehören.

Umlernen ist stets unbequem. Vor dem Unbequemen retten wir uns durch Ausflüchte, ja, wir berufen uns sogar auf die Vernunft, um weiterhin unvernünftig bleiben zu dürfen.

Ich gebe hier ein Gleichnis: Es war einmal ein Mann, der viel zu schreiben hatte, folglich kaufte er sich eine Schreibmaschine und fing sofort mit Tippen an, einfach mit zwei Fingern. Es ging wunderbar. Er freute sich, wie schön es ging. Fortan besorgte er alles Schriftliche nur noch durch Tippen. Nun aber kam ein anderer Mann, sah sich das an und sagte zu dem ersten Mann, daß man auf diese Weise zwar schreiben *kann*, doch in einem Bürobetrieb ginge es auf solche Weise nicht an. — „Na, und wie machen wir es dann?“ — „Wir fangen es gründlich und systematisch an, wir gewöhnen uns das Schreiben mit 10 Fingern an.“

Das kostet natürlich Mühe und Überlegung, es kostet eine Zeit der Umgewöhnung und Angewöhnung; doch von da an ist es kein elendes, klägliches Tippen mehr, sondern flott hinfließendes Schreiben, viel rascher, viel leichter, viel bequemer.

Mit anderen Worten: Wir haben uns eine Untugend angewöhnt, wir sind mit ihr vertraut, wir sagen „ich mache das *immer* so“ und können uns etwas anderes gar nicht vorstellen. Wir machen es nun schon unbewußt. Und darin liegt die Gefahr. Wir merken nicht, wie verkehrt unsere Art des Gehens, des Hinsetzens und Aufstehens, des Schreibens, des Arbeitens, des Sprechens ist. Wir machen eine Menge kraftfressender, unschöner, sinnloser Aufwendungen, wir feuern 20 Eimer Kohlen in den Ofen, wo $1/2$ Eimer genügt hätte, und zuletzt fühlen wir uns müde bis zum

Umfallen. Manche gehen spazieren, um sich zu erholen, und veranstalten dabei die wildesten Sachen mit den Schultern, mit den Händen, gehen krumm, vornübergebeugt, verkrampfen die Waden und die Zehen, verzerren das Gesicht, ziehen den Mund schmal, runzeln die Augenbrauen und lassen unablässig die Denkmühle gehen. Das nennen sie dann Erholung und Entspannung. Sie setzen ein ganzes Orchester von Muskelarbeit in Gang. An Gesichtsentspannung denken sie überhaupt nicht.

Und doch fängt alle Entspannung oben im Gesicht an. Lächle, und die Brust entspannt sich, der Leib entspannt sich, das Gemüt entspannt sich. Ergebnis: Ruhe, Heiterkeit, Gelassenheit, Freundlichkeit, eine ruhige, klare Besinnung dem Leben gegenüber, mehr Frische in der Arbeit, eine bessere Ehe, ein viel schöneres Leben allgemein. Weshalb? Weil wir jetzt Kräfte sparen, die wir bisher sinnlos vergeudet hatten.

Lege die Hand in schöner, freundlicher Bewegung leise und still auf den zu ergreifenden Gegenstand, lächle dabei, ergreife den Gegenstand nur mit so viel Kraft, wie nötig ist, und siehe, es war eine Bewegung voll Anmut und Sicherheit, ohne Nervosität, ohne Hast und Krampf. Die Leute werden dir gern zusehen. Sie wissen nicht, was es ist, doch sie spüren: „Das ist etwas; es ist etwas Schönes; gekonnt ist gekonnt."

Der schwebende Gang, das entlastete Stehen und Sitzen, das Entspannungslächeln und der ruhige Atem dabei machen einen neuen Menschen aus dir; denn sobald sich der Körper entkrampft hat, öffnet sich auch das Gemütsleben. Die Angst geht weg, wir können frei ja oder nein sagen, wir lassen uns nicht mehr jagen. Niemand kann mehr tun, als er kann. Versucht er es dennoch, so macht er sich frühzeitig entzwei.

Die Hände

Eine arge Fehlhaltung ist, die Hände hinter dem Rücken zu halten. Tue es und atme aufmerksam ein und aus, so fühlst du, daß der Atem, der Lebensstrom, nicht mehr frei kommen und gehen kann. Die Brust wird verspannt, obwohl sie doch aufgehen und einsinken will und muß im Zuge des Atmens. „Hände hinter dem Rücken" erzwingt als Gegenstück „Oberkörper und Kopf vorgeneigt" oder „Oberkörper nach vorn, Kopf nach hinten". Der eine Fehler zieht sogleich ein paar andere nach sich.

Die seelische Seite der Fehlhaltung sieht wie folgt aus:

Kommen Ereignisse auf dich zu, du aber hast die Hände hinten, so mußt du zunächst die Hände nach vorn bringen und kannst dich d a n n erst wehren. Du reagierst zu spät.

Die beste, freieste Handhaltung ist die, in der die Oberarme senkrecht frei nach unten hängen, die Unterarme fast waagerecht stehen und die Hände sich vor der Magengrube beinahe begegnen. In dieser Haltung können wir den Atem, das wichtigste, frei walten lassen.

Mit den Händen können wir r e d e n ; denn unwillkürlich möchten wir die Rede durch Gebärden unterstützen. Man soll nicht steif dastehen, man soll sich loslassen können. Nur im Gehen lassen wir die Arme einfach herunterbaumeln.

Das Unheil mit den Stühlen

(Sessel nicht ausgenommen)

Unzweckmäßige Geräte zerstören die Gesundheit seelisch und körperlich, sie rauben die beste Kraft nutzlos und lassen für nützliche Zwecke nur noch den ausgelaugten Rest zurück. Das schlimmste Übel sind die Stühle und Sessel. Sie haben von der Fabrik aus die und die Höhe, Länge und Breite. Sie sind demnach für die Kleinen zu hoch, für die Großen zu niedrig. Passend sind sie höchstens für 10 Prozent der Menschheit, für alle anderen sind sie eine Qual. Nun aber sind es die Menschen schon gewohnt, Qual zu erdulden. Sie klagen zwar, protestieren, doch sie unternehmen nichts und dulden weiter. Genauso schimpfen wir über Schlamperei und Unrecht, doch nach einiger Zeit haben wir uns an die Zustände gewöhnt und empfinden das Unrecht gar nicht mehr. Wir sitzen demnach auf Stühlen, die für unsere Größe nicht passen, sitzen unbequem, ertragen den Zustand, gewöhnen uns daran und kennen es schon gar nicht mehr anders. Das Anomale gilt nun für uns als normal.

Der Kleine erreicht mit den Fußsohlen die Erde nicht, folglich streckt er die Fußspitzen nach unten und verkrampft dauernd die Fußgelenke. Die Störung geht durch den ganzen Körper und meldet sich oben im Bewußtsein als Reizbarkeit, Ermüdung, Unseligkeit und kommt zum Munde heraus als spitze Redeweise, Friedlosigkeit, Klage oder Erbitterung; denn ein dauernd gepeinigter Mensch kann nicht froh sein. Selbstverständlich leidet die Arbeit darunter, auch die Ehe. Dieses bloße Sitzen (unbewußt, unerkannt) macht uns müde und fertig.

Umgekehrt (für die Großen): Der Stuhl ist zu niedrig! Dann sitzen wir mit aufwärtsstrebenden Knien und ermüden die Gelenke im Hüftscharnier. Auch dieses Sitzen macht unglücklich.

Die Übung „Hüftscharnier“ ist entscheidend wichtig. Sie bedeutet, daß wir uns stets nur aus der Hüfte heraus verneigen, auch beim Sitzen stets mit geradem Rücken sitzen und die Neigung nur in der Hüfte vornehmen.

Nicht minder wichtig ist die „Klaviersesselschraube“. Wir erreichen damit, daß wir uns abgewöhnen, jemals schlaff und lässig zu gehen, zu stehen oder gar zu sitzen. Die Klaviersesselschraube zieht den Rücken lang und gerade. „Kinn an die Binde“ hindert daran, den Kopf zu senken oder zu heben. Halten wir dabei noch die Fingerspitzen an die Schultern, so wird sogleich die Brust frei und weit und läßt den Atem besser ein.

Die Stuhlfläche ist zu kurz? Sitzen wir bis hinten heran, so haben wir vorn an den Oberschenkeln in der Gegend der Kniekehlen keinen tragenden Halt, die Körperlast ruht in der Luft schwebend, es ist ein unbefriedigendes Gefühl und auf die Dauer eine regelrechte Anstrengung.

Die Hauptsünde ist folgende: Wir hocken mit dem Gesäß nur auf der vorderen Kante des Stuhles. Unwillkürlich strebt der Körper nach Ausgleich und findet ihn in der Verkrümmung des Rückens, woraus dann die Einengung in der Nabelgegend folgt, auch das Niedersenken des Kopfes; denn die eine Sünde zieht die andere nach sich. Da wir aber stets so sitzen, haben wir uns diesen Unfug angewöhnt und merken nicht mehr, daß es ungesund ist, ja, wir behaupten sogar, wir säßen auf diese Art bequem.

Die Lehne des Stuhles flieht schräg nach hinten zurück? Gut, dann folgen wir ihr und lehnen den Oberkörper ebenfalls nach hinten zurück mit dem Ergebnis, daß nun der Kopf nach vorn sinken muß und die Nackenwirbel nach hinten heraustreten. Der Bauch wird eingequetscht, die Brust wird eng und schmal, beinahe nichts im Körper bleibt unverärgert, und die Füße verkrampfen sich ganz von selbst. Von daher haben wir Kopfschmerzen, Verdauungsstörungen, Müdigkeit und alle möglichen Unpäßlichkeiten einschließlich Kreislaufstörungen, kalte Füße usw. Anders kann es nicht möglich sein; denn durch diese Sitzhaltung rufen wir alle Übel herbei. Sie kommen prompt.

Die einzige gesunde Sitzweise ist die in unserem Buch dargestellte (vgl. Bildgruppe: „Das richtige Sitzen“).

Die alten Pharaonen saßen so (vgl. Abb.). Der Stuhl hat die zum Körpermaß passende richtige Höhe, richtige Länge und eine senkrecht hochgehende Lehne. Der heutige nervöse Mensch s i t z t aber nicht, sondern klemmt sich nur hin, damit er recht schnell wieder aufspringen kann, bis er eines Tages zum Springen nicht mehr imstande ist und sein Geld ins Sanatorium trägt, wo man aber auf seine Sitzweise nicht achtet. Anstatt die Leute mit richtigem Stehen, Gehen und Sitzen zu kurieren, behandelt man sie mit Tabletten, elektrischen Geräten und Spritzen.

Nun aber sind die Stühle bekanntlich nicht für den Menschen da, sondern der Mensch ist für die Stühle da. Ganz empört sagte mir eine Dame: „Aber ich kann doch unmöglich die Stuhlbeine absägen? Und nun gar noch die Sessel!“ — „Nein,“ sagte ich ihr, „Sie selbst können es nicht, doch der Schreiner kann es.“ Ehe wir nämlich die Stuhlbeine verkürzen, verkürzen wir lieber die gute Laune, die Arbeitskraft, die Gesundheit und das Leben. Wir sind die armen Gefangenen unserer Stühle, wir leiden für sie. Die Stühle haben nämlich Geld gekostet, doch die Gesundheit ist wertlos.

Von Tante Anna haben wir den wertvollen schönen Eßtisch geerbt, ein Stück, um das uns jeder beneidet. Leider ist er um 3 cm höher, als gut ist; doch das macht nichts, wir benutzen ihn täglich 3mal, essen täglich daran mit Unbehagen, werden jedesmal müde und verdrießlich; doch daß wir ihn etwa ein bißchen niedriger machen (echt Nußbaum!), das kommt überhaupt nicht in Frage.

Oder der Tisch ist zu niedrig? Nun, dann machen wir eben beim Essen den Rücken krumm. Der Tisch beherrscht die ganze Familie, sie ist ihm untertan. Kurz gesagt, es ist kein Tisch, sondern eine Strafe Gottes.

Um es ernst zu sagen: *Stuhlhöhe und Tischhöhe müssen aufeinander abgepaßt werden. Man muß so sitzen können, daß die Oberarme senkrecht nach unten fallen können und nur die Unterarme sich zu bewegen haben. Alles andere ist lebenfressender Unfug.* Jeder Mensch soll *seinen* Stuhl haben, passend für *seine* Körpergröße. Oder tragen wir etwa alle die gleiche Schuhgröße, die gleiche Hutgröße, die gleichen Anzugmaße? Nur bei Tisch und Stuhl hört die Anpassung auf, hier regiert die Qual. Und doch, es kommt haarscharf auf den Zentimeter an.

Wie gedankenlos die Menschheit lebt, erkennen wir an den Schuhen. Der Fuß hat seine gottgewollte Form, doch die Schuhe richten sich nicht nach den Füßen, sondern die Füße haben sich nach den Schuhen zu richten, nach der Mode. Das Ergebnis ist dies: Die halbe europäische Menschheit hat verkrüppelte Füße, die schwächlich sind, den Körper nicht richtig tragen können und die, sobald sie sich ohne Schuh dem Auge zeigen, oftmals widerlich häßlich sind. Auf diesen mißgebildeten Füßen stehen und gehen wir, auf ihnen arbeiten wir, auf ihnen bewegen wir uns. Kein Wunder, daß wir am Abend müde sind, besonders die Frauen, die so gern mit der Mode gehen. Und dann sollen sie eine gute Hausfrau, eine geduldige Mutter und eine allezeit heitere Geliebte sein? Mit solchen Füßen? Es ist unmöglich.

Wenn die tragende Grundlage nicht stimmt, stimmt es mit allem übrigen nicht. Der Frauenarzt wundert sich. Was er vorfindet, ist dies: allgemeine nervöse Erschöpfung, Verdauungsschwierigkeiten, Periodenstörung, Knickung, Senkung, Verlagerung. (Von Senkfuß und Spreizfuß hatten wir bereits früher gesprochen.)

Die Kinder in der Schule sitzen so, daß sie beim Schreiben unbeschreiblich aussehen. Der Rücken ist krumm, der Leib eingequetscht, die Schultern sind schief, das Gesicht verkrampft, die Füße sind verkrampft, und in dieser Haltung soll der Kopf gut arbeiten können? Der Lehrer sieht das nicht. Er hat oft keine Ahnung von der gesundheitlichen und außerdem geistigen Bedeutung der Körperhaltung. Er läßt die Kinder sitzen, wie sie wollen, und donnert sie nur von Zeit zu Zeit an, wenn sie nicht aufmerksam sind, weil sie mit dem Krampf der Übermüdung zu kämpfen haben, mit dem Sauerstoffmangel infolge der abgeklemmten Atmung, die das Gehirn erlahmen läßt.

Von der Höhe des Spültisches, Küchentisches und Herdes ganz zu schweigen. Diese Geräte sind gleich hoch für große wie für kleine Frauen. Die großen müssen sich dauernd etwas krumm machen, die kleinen müssen viel zu sehr den Unterarm heben. Und noch mehr schweigen wir von der unpraktischen Anbringung der Fächer und Regale. Das Besteck, das dauernd gebraucht wird, muß so aufbewahrt werden, daß man sich jedesmal tief bücken muß! (Mindestens scheint es so die Regel zu sein.)

Liebe Hausfrau, richte dich in diesem Punkte bitte noch wahnsinniger ein, mache das Niedrige n o c h niedriger, das Hohe n o c h höher und bewahre die am häufigsten gebrauchten Gegenstände u n t e r dem Schrank auf, dann fängst du vielleicht an, hierüber nachzudenken und dann Abhilfe zu schaffen. Der Staubsauger muß so kurz sein, daß man ihn nur noch tief gebückt bedienen kann; Wischen und Putzen muß man kniend besorgen, den Kopf weit voran, und überhaupt muß man sich stets etwas vorgeneigt halten, dann gelangt man am ehesten dazu, eine unglückliche Ehe zu führen und allezeit müde und abgespannt zu sein.

Die krasse Deutlichkeit des Verkehrten dient am besten dazu, das Richtige zu erkennen. Ist nämlich das Verkehrte nur milde; so ist auch die Anspannung nur milde und bleibt unbemerkt, wir gewöhnen uns daran und denken „was so ist, ist so", ergeben uns darein und nehmen es hin. Der Arbeitstisch ist ja nur um 2 cm zu hoch oder zu niedrig; die Schuhe drücken ja nur ein bißchen, man kann es immerhin noch ertragen. Hierin liegt die Gefahr. Sie liegt nicht im ganz Schlimmen (gegen das man sich wehrt), sondern im leise Unbequemen, das man hinnimmt. Und doch gilt hier der Spruch: Steter Tropfen höhlt zuletzt sogar einen Stein aus.

Das Unbequeme meldet sich mit einem kleinen, feinen Stimmchen, das aber nie schweigt. Es spricht zu uns: „Gib mich doch endlich frei, laß mir doch endlich ein Wohlgefühl zukommen." Es ist der Körper, der so spricht. Er spricht zu uns im Stehen, Gehen und Sitzen, er spricht unterwegs zu uns, zu Hause, im Büro, in der Werkstatt, im Auto ... Doch nein, es wird ihm nicht vergönnt, und eines Tages wird er dann traurig; denn die Freude ist ihm verwehrt, und dann freilich, wenn der Körper leidet, können wir auch im Gemütsleben nicht froh sein. Wir werden mürrisch, sofern wir nicht ernsthaft krank werden, weil zuletzt sogar der treueste, beste Hund nicht mehr mitmacht, sondern tückisch wird und beißt. Man kann ihm vieles zumuten, doch nicht alles.

Körper, Seele und Geist, d. h. Denken und Empfinden, Weltanschauung, Stimmung, Tatkraft, Lust, Liebe, Bereitschaft oder das Gegenteil davon, alles ist körperlich mitbedingt und kann wohl eine Zeitlang verärgert werden, doch einmal endlich rächt sich das naturnotwendig.

Zusammenfassung

Natürlich kann hier nicht der Ablauf aller im Leben vorkommenden Bewegungen und Hantierungen beschrieben, abgebildet und erläutert werden. Die bisher gegebenen Beispiele müssen genügen, um aus ihnen das Prinzip zu entnehmen, das in jeder Bewegung des Körpers anzuwenden ist, und dieses Prinzip lautet: Achte auf den Schwergewichtspunkt, balanciere vorn gegen hinten aus, rechts gegen links, so fühlst du dich leicht, und alle Bewegungen gehen mit einem Mindestmaß von Kraftaufwand vonstatten. Wende nicht unnötig viel Kraft an, verpulvere dich nicht, wirtschafte rationell, lerne denken.

Wie entwickelt man den Sinn für Körperempfinden?

Der Sinn für das Körperempfinden wird geweckt und verfeinert, indem man die 4 Befehle einzeln vollzieht und sich während des Vollzuges darüber klar wird, was sich jetzt im Körper verändert, sich begibt. Man muß schneckenlangsam verfahren, hauchfein in sich selbst hineinlauschend, am besten mit geschlossenen Augen. Nun aber ist das Wort „langsam" das am schwersten zu begreifende Wort für den heutigen Menschen, der alles gewaltsam und hastig vollzieht, „energisch", wie er es nennt. Der Begriff „langsam" muß als erstes studiert werden. Was du langsam nennst, paßt gut für die alarmierte Feuerwehr. Mache es noch langsamer, noch viel langsamer, dann geschieht es immer noch zu schnell, zu wüst. Überlege dir, was es bedeuten will: „hauchfein in den Körper hineinlauschen"!

„Rücken lang". Und nun schaue inwendig zu, was sich begibt, wenn du ganz langsam den Rücken länger werden fühlst. Diese Übung heilt übrigens ausgezeichnet das Übel der Hast und Nervosität aus, das heftige Urteilen, die wilden Entschlüsse, das Unterworfensein unter jeden Eindruck, dem wir jedesmal folgen, ohne zu fragen: „Wohin führt das? Will ich das überhaupt?"

„Kopf freischwebend waagerecht geradeaus" ist ebenfalls zu erlauschen, um es zu erfahren und von da an zu „haben". Wir erlernen es vor dem Spiegel, wobei wir haarscharf auf die Schultern achten, ob sie auch tatsächlich unbewegt bleiben.

„Schultern breit"? Dann müssen sie unbewegt sein, die Arme müssen ganz lose herabbaumeln, sie müssen, wenn wir uns jetzt im Kreise drehen, umherfliegen, sie müssen, wenn wir gehen, lose herunterhängen und von selbst schwingen.

Weshalb Fäuste ballen? Weshalb die Finger wie Krallen verkrampfen? Wozu das? Es ist Verkrampfung, sinnloser Kraftverzehr. Achte auf die Finger und sieh im Geiste, wie locker sie an der Hand hängen.

„Rücken lang"? Übe es nicht durch bewußtes Langziehen des Körpers, sondern durch bloßes Vorstellen im Geiste, und siehe, der Rücken folgt dem geistigen Bilde und wird von selbst lang. Sogleich tritt auch die Brust hervor, sogleich wirst du in den Flanken schmaler. Nicht wir selbst tun das, sondern der Körper, von sich aus, baut sich auf. Frauen, die Fett loswerden wollen, sollten sich um Haltung bemühen, dann schwindet das Fett von selbst. Durch Übungen im Yoga geht Fett sowieso weg.

Die Schultern werden von selbst breit, wenn wir sie uns im Geiste breit vorstellen und dann das Breitsein innerlich hinlauschend erfühlen und uns dieses Gefühl merken. Stelle dich vor den Spiegel und schaue hinein. (Das muß man noch besonders sagen; denn der heutige nervöse Mensch stellt sich zwar vor den Spiegel, schaut aber nicht hinein! Er vergißt das, er folgt schon wieder einer anderen Vorstellung.)

Gehe umher und fühle dabei, wie sich der Fuß im Ballen hebt, und wie diese Bewegung dich vorwärts befördert. Präge dir dieses Empfinden ein, bis es vom Unbewußten aufgenommen, angenommen und nun instinktiv ausgeführt wird. Mache die Gegenprobe, indem du umhergehst mit gesenktem Kopf oder mit dem Kopf im Nacken und achte auf die Unterschiede in dem, was du dabei verspürst: eingeengte Kehle, langgezogene Kehle, so oder entgegengesetzt verspannter Nacken und beide Male ein harter, unschöner Gang, der ermüdet.

Nimm dir 1 Woche lang täglich 10 Minuten Zeit für diese Übungen, dann hast du sie erworben, mindestens begriffen. Mehr als dies ist kaum nötig, es sei denn, du verfährst wieder einmal hastig, grob, zu „laut“, und dann natürlich vernimmst du nichts.

Das I-Gesicht erlernen wir, indem wir vor dem Spiegel das I lang hingezogen (8 Sekunden lang) aussingen, danach den Mund nicht etwa wieder zusammenfallen lassen, sondern ihn breit belassen. Die Gesichtsmuskeln dehnen sich dabei, das Gesicht wird ausdrucksvoller, das Lächeln gewöhnt sich ein. Zuletzt genügt statt des breiten I das etwas weniger breite E. Die Welt ist nicht düster, sie kommt nur dir düster vor; die Menschen sind ganz in Ordnung, sie sind, wie sie sind, doch wenn du finster über sie denkst, ziehst du dir das finstere Gemüt und das ernste Gesicht durch eigene Schuld zu. Lächle und singe und frage dich danach, ob du nun nicht heiterer und freier geworden bist. Wenn nein, dann wiederhole die Übung. Sobald du das Gefühl der Befreiung gewonnen hast, verachte es nicht, fürchte dich nicht davor, sondern schätze es als hohen Gewinn ein.

Durch ein hartes, mißtrauisches oder stets ernstes Gesicht gewinnst du nirgends Freunde, du stößt damit die Menschen ab; denn traurige Mahnung wünschen sie nicht zu vernehmen. Klage und jammere nicht. Sei froh um das, was du hast, sei dankbar dafür. Selbst im tiefsten Elend kannst du noch Gott danken, wie gut es dir geht. Das glaubst du nicht? Gut, dann bekomme noch Zahnschmerzen außerdem, und du wirst wimmern: „Wie glücklich wollte ich sein, wenn ich nur einmal die Zahnschmerzen los wäre!" Der Mensch, der sich selbst ruinieren will, braucht nur unausgesetzt an das zu denken, was ihm noch fehlt, und an das, was er in der Vergangenheit alles verloren und versäumt hat. Er lebt in einer Wolke von Düsterkeit.

Gebrauche die Arme und Beine nicht, so wird der Körper zunächst unfroh, dann krank. Stelle deine Geschäfte über das Leben, so bist du ein Narr; denn alle Geschäfte nützen dir nichts, wenn du nicht zu leben verstehst, sondern nur auf dein Bankkonto hinblickst.

Bevor du diese Wahrheiten nicht erkannt und innerlich angenommen hast, (und die andersredenden Teufel hinausgeworfen hast), ist dir das entspannte Gesicht nicht möglich. Du hältst es für Krampf und Lüge, du bleibst der Spielball des Lebens, läßt dich vom Drückenden drücken und kommst niemals frei hoch. Wer die Gabe nicht hat, muß sie erwerben. Letztlich ist alles im Leben Erwerb, nur weniges wird uns geschenkt. Der Erwerb geschieht nicht durch Wünschen und Neiden, sondern allein durch Üben. Lächle bei jeder Arbeit, lächle bei jedem Verlust, lächle bei jeder Bedrohung, dann wirst du Herr, während der sog. „normale" Mensch je nach Anlaß lacht, sogar kreischt, dann aber finster dreinschaut, sorgenvoll, gramvoll, überaus ernst, je nachdem, wie der Wind weht.

Denke vom Negativen weg, indem du an deinen Atem denkst, oder indem du das hauchfeine Singen und Summen übst mit dirigierenden Bewegungen dabei. Wie die Mutter ihr Kind in den Schlaf singt, so singe die unruhigen Geister in deinem Bewußtsein zur Ruhe, denke an deine M u s i k, lasse die Bewegungen der Musik sich anpassen und v e r s e n k e dich in deine Musik.

das ist besser, als wenn du dich den Plagegeistern auslieferst, indem du an s i e denkst und den Bildern folgst, die sie dir (gottverdammt) ausmalen, oben im Hirn.

Der Atem

Der Atem ist so wichtig wie die Haltung. Vom Atem her leben wir. Mache dir klar, daß nicht der Mensch den Atem macht, sondern er, der Atem, von sich aus, strömt in dich ein und bringt dir das Leben. Der Atem strömt in uns ein, hebt uns, dehnt und weitet uns, erfüllt uns und geht dann wieder hinaus, bis ein neuer Atemzug neues Leben bringt, Kraft, Freude, Vermögen. Alles, was wir zu tun haben, beschränkt sich darauf, den Atem einströmen zu lassen, ihm Platz zu machen, ihn walten zu lassen.

Sobald der Atem eingezogen und angekommen ist, sollen wir nicht etwa noch mehr in uns hineinpumpen, sondern uns mit dem begnügen, was eine weise, höhere Macht uns zugeteilt hat. J e d e s w e i t e r e H i n e i n p u m p e n i s t a u s g e s p r o c h e n s c h ä d l i c h.

Ganz von selbst sorgt der Atem dafür, daß der Körper sich beim Einatmen aufrichtet, dehnt und erweitert. Nicht wir selbst richten uns auf. sondern er, der Atem, richtet uns auf. Hebe um Gottes willen nicht die Schultern hoch beim Einatmen. Sie werden — nicht durch den Willen, sondern durch den Atem von selbst — ins Breite und Weite gedrängt. Füge hier nichts von dir aus hinzu, veranstalte hier nichts, wolle nichts, sondern lasse ihn, den Atem, walten, mühelos, doch lasse ihm Zeit.

Verbleibe so, in der Fülle, doch ohne Krampf und Mache. Es muß ein müheloses, deutlich als angenehm empfundenes Verweilen sein, und dann atme aus, doch atme jedesmal vollständig aus, atme bis zum letzten Rest aus. Dränge hierbei den Atem nicht, jage ihn nicht. Und wenn er heraus ist, warte ein wenig, bis du empfindest, daß jetzt wohl der neue Atem kommen möchte, und nun, da er es wünscht, gib ihm d e n W e g f r e i , das ist alles.

Richtiges sanftes Atmen richtet dich auf, macht dich groß und weit, erfüllt dich mit Kraft; gewaltsames Atmen macht die Lunge krankhaft weit und schädigt das Herz. Verharren in der Fülle dehnt dich für immer machtvoll; doch erzwungenes Verharren, zu lange, schädigt abermals Herz und Lunge schwer. Langsames, ruhiges Hinauslassen des Atems läßt dich in den Hüften schlanker werden. Unwillkürlich wünscht der Körper beim Ausatmen ein leises Vorneigen (mit geradem Rücken und ohne den Kopf etwa noch besonders zu neigen). Im Bauch entsteht jetzt eine Querfalte, die Luft ist hinaus, und unwillkürlich machen wir jetzt eine kleine Pause, die Leerpause. Die Natur sagt dir, wie lange du angenehm Pause halten sollst und wann sie den Wunsch hat, du mögest jetzt wieder neuen Atem einströmen lassen, zwanglos.

Wir gewöhnen uns bei dem langsamen Atmen mit den 4 Phasen jegliche Eile ab, die Hast, die Nervosität und damit die Angst, die Voreiligkeit, zugleich versorgen wir den Körper wunderbar mit Lebenskraft und werfen alle Schlacken hinaus, alles Versehrte und Kranke. Wir atmen uns langsam gesund.

Der Atem ist das Hauptstück im Yoga. Mit Yoga wird heute viel Unfug getrieben. Die Leute denken, Yoga sei Gliederverrenken, eine Art Gymnastik, sie gründen sogar „Yogaclubs“ und denken, die verzwickteste Akrobatik sei der beste Yoga. Das ist Unsinn. Yoga ist seelische und körperliche Erfassung des ganzen Menschen mit dem Ziel völligen Umbaues des ganzen Wesens im Sinne heiterer Gelassenheit, Gottnähe und selbstverständlicher Hebung der Gesundheit in allen Stücken, vor allem seelisch und in den Nerven. Die Grundlage ist die rechte Körperhaltung, die rechte Atemweise und die damit verbundene Geisteshaltung. Hier in diesem Büchlein sprechen wir lediglich von den Grundbegriffen. Yoga ist ein Ding für sich, das gesondert zu lehren wäre. Wer sich jedoch die Grundlagen zu eigen gemacht hat, wie sie hier dargestellt wurden hinsichtlich Körperkunde, hat einen großen Schritt vorwärts getan. Es ist unsinnig, einen Herzleidenden auf „Herz“ zu behandeln, ohne an die Körperhaltung und die Technik der Bewegungen zu denken, ohne den Atem zu bedenken und ohne die seelischen Gründe des Herzleidens zu beachten. In der Seele ist der Mensch durch Yoga gut zu erfassen. Das gleiche gilt für Rheumatiker, Arthritiker, Verdauungsleidende, auch für alle Verspannten, Verkrampften und sonstwie im Gemüt gestörten Menschen. Man benötigt ein Vierteljahr des Übens, um die Grundlagen zu erwerben, bis man unwillkürlich schon gar nicht anders zu stehen, zu gehen und zu sitzen vermag, wie es hier beschrieben ist, auch die Bewegungen endlich automatisch richtig auszuführen und in allem die 4 Grundbefehle wirken zu lassen, wozu noch der Atem ganz selbstverständlich hinzutritt. Von da an wird das ganze Leben anders.

Sport und Gymnastik sind naturwidrig; denn hier wird mit Energie gearbeitet, die Organe und Muskeln werden gerissen und gezerrt, der Rekord wird hervorgetrieben, der Ehrgeiz wird gezüchtet und mit ihm sein Gegenspieler, das Minderwertigkeitsempfinden, außerdem wird der Mensch lieblos, weil er glänzen und hervorstechen möchte und für den Unterlegenen kein Erbarmen übrig hat.

Zur Strafe fühlt sich der Sieger nachher erschöpft, er muß förmlich vom Platze getragen werden, er keucht, es rasselt in seinen Atmungsorganen. Yoga aber und ebenso das, was hier im Buche gelehrt wurde, macht frisch, geschmeidig und froh und läßt uns bis ins hohe Alter rüstig sein. Die Sache hat nur einen einzigen Haken: Hieran kann keine Industrie verdienen, hiermit lassen sich keine Veranstaltungen aufziehen, hier wird das e c h t e Gute geboten; doch diesem, da es still, sanft und unscheinbar daherkommt, wenden sich nur die wenigen Vernünftigen zu. Die Masse rennt jedesmal hinter dem großen Gepränge her.

Ergänzung

Herr A. ist Lehrer, er geht in der Pause auf dem Schulhof umher, er beaufsichtigt die Schüler, er hält hierbei die Hände hinter dem Rücken verschränkt und „denkt". Er denkt an seine Frau, mit der er Differenzen hat, er denkt an die nächstfällige Abzahlungsrate, er denkt an Tante Anna, die zu Besuch kommen will, er denkt lauter Unerfreuliches, das die Nerven zerreibt.

Weshalb kommt er auf so unerfreuliche Gedanken? Weshalb denkt er nicht Schöneres oder einfach gar nichts? — Weil seine Körperhaltung ihn zur Unruhe im Gemüt nötigt.

Indem er die Hände hinter dem Rücken verschränkt, fesselt er sich, er raubt sich die Beweglichkeit, er fesselt die Arme und engt die Brust ein, er klemmt den Atem ab, er peinigt die eigene Natur. Der Atem will und muß aber Freiheit haben, wenn er die nötige Lebenskraft herbeischaffen soll, er will frei kommen und gehen und walten, doch das kann er nicht, wenn die Brust nicht beweglich ist. Sehr bald wird Herr Lehrer A. anfangen, mit den Händen am Rücken nervöse Spiele zu betreiben, er kann die Hände nicht ruhig sein lassen, er verkrampft sie und wird immer nervöser. Ein nervöser Mensch wird leicht ein gereizter Mensch. Eine Kleinigkeit genügt jetzt, ihn losplatzen zu lassen. In Wirklichkeit plagen ihn nur die Hände, die nicht gefesselt, sondern frei sein wollen.

Wenn die Hände auf dem Rücken gefesselt liegen, geht der Kopf in den Nacken zurück, die Kehle verlängert sich, die Schilddrüse wird gereizt, Nacken und Schultern verkrampfen sich, die Verdauungsorgane ebenfalls. Der Schritt wird hart und schwer. Mit anderen Worten: Herr Lehrer A. schöpft seine Kräfte bis tief in die Reserven aus; denn alle diese Dummheiten, die er unbewußt veranstaltet, verbrauchen Kraft, obwohl er doch weiter nichts zu tun hat, als auf dem Schulhof umherzugehen.

Er bekommt nicht genug Atemversorgung, er gibt dem Körper keine Bewegungsfreiheit, er verspannt sich sogar tief innen. Da ihn dies alles anstrengt, kann er nicht guter Laune sein, und da er nicht guter Laune ist, macht er bald ein immer ernsteres Gesicht, durchaus kein I-Gesicht, und so zieht die Verkrampfung ins Gemüt ein. Da er nun Unliebes bedenkt, gerät er immer tiefer ins Denken und steigert damit die Verkrampfung im Körper, die ihrerseits natürlich die seelische Verkrampfung steigert. Um die Gespenster zu verjagen, möchte er rauchen, aber er darf im Dienst nicht rauchen, er weiß es, erinnert sich an die Fessel, ärgert sich und gerät damit noch tiefer in die Mißlaune, in die Beanspruchung. „Der Dienst macht mich hin; die Arbeit als Lehrer ist schwer.“ — Dies alles ist Unsinn. Nicht der Beruf strengt an, sondern die Fehlhaltung des Körpers. Jede Arbeit wird schwer, wenn wir sie unfroh verrichten. Unfroh werden wir, wenn wir das Gesicht nicht entspannen, Ungutes im Geiste bedenken, und wenn wir — vor allem — die 4 Grundbefehle nicht erteilen. Wir m a c h e n uns damit das Leben schwer, und indem wir es u n s schwermachen, machen wir es schwer für alle, die mit uns zu tun haben. (Die armen Schüler!)

Herr Lehrer A. hat in der Klasse teils gestanden, teils ist er umhergegangen, und jetzt fällt ihm ein, daß er eine kurze Eintragung ins Klassenbuch zu machen hat, nur ein paar Zeilen. Es lohnt nicht, sich wegen dieser paar Zeilen richtig und ernstlich hinzusetzen, er setzt sich daher flüchtig, hastig, unordentlich, gedankenlos. Er hockt mit den Gesäßbacken auf der vorderen Stuhlkante, hat Eile, zieht die Stirn kraus, preßt die Lippen zusammen, verbeißt den Unterkiefer, faßt den Federhalter viel zu hart an... Nun, wir haben an anderer Stelle dargelegt, welche Folgen aus solcher Fehlhaltung hervorgehen.

Herr Lehrer A. geht die Treppe hinauf oder hinunter. Um nicht fehlzutreten, senkt er den Kopf tief nieder und beugt den Rücken, und da Treppensteigen an sich gar nichts bedeutet, keinen geistigen Inhalt hat, nur Zeitverlust ist, so denkt er beim Treppensteigen nicht an das, was er tut, nämlich Treppensteigen, sondern an das Ziel, das er erreichen will. Er sieht im Geiste schon das Konferenzzimmer, riecht im Geiste schon die Atmosphäre dort, zankt sich im Geiste schon mit den Kollegen, oder er sieht im Geiste sein Wohnzimmer vor sich... Er jagt mit seinen Gedanken sieben verschiedenen Möglichkeiten nach und ist daher abgespannt, ganz abgespannt. (Außerdem betritt er die Treppenstufen nur mit dem Ballen, statt mit der ganzen Sohle, und ferner kennt er den Kniff nicht, daß man beim Aufwärtssteigen bei jeder Stufe, sobald das rechte Bein niedergeht, tüchtig ausatmen muß, um das Herz zu entlasten.) Vor allem kennt er nicht den Spruch: „Tu, was du tust!" Denke beim Rasieren ans Rasieren, beim Zähneputzen ans Zähneputzen, nicht aber tue das eine und trage dabei im Geiste noch mehrere andere Situationen in dir. Es wirkt so, als gingen beim Telephonieren mehrere Gespräche gleichzeitig durch den Draht. Man kann davon „verrückt" werden, die Nerven ertragen es nicht, die Überbeanspruchung ist da, und ganz irrtümlich meint man, der Beruf sei daran schuld. Nein, schuld sind wir selbst, weil wir den Körper und das Denkorgan nicht richtig handhaben.

Das Schlimme ist dies, daß Herr Lehrer A. gar nicht weiß, was er alles verkehrt macht. Er ist es schon so gewöhnt, ihm fehlt die Einsicht, er hält den Körper für nebensächlich, er sieht nur sein Ziel und stürzt ohne nähere Überlegung darauf los. Er spielt gern Geige und bedenkt nicht, daß er dabei beständig den Kopf schräg stellt, nur mit dem rechten Arm den Bogen führt, den linken Arm beständig nach unten stellt und die linke Lunge und das Herz einengt. Mindestens sollte er, sobald er die Geige absetzt, die linke Schulter bewegen, den linken Arm bewegen, die linke Brust ausdehnen.

Und da wir alle wissen, daß wir eilig, hastig, nervös sind, sollten wir uns zum Ausgleich in bewußter Langsamkeit üben. Wir sollten über den Körper öfter nachdenken und in den Körper öfter hineinlauschen. W i r s o l l t e n u n s e r e h ä u f i g s t e n B e w e g u n g e n z u w e i l e n i m Z e i t l u p e n t e m p o a u s f ü h r e n u n d d a b e i l a u s c h e n a u f d a s, w a s s i c h d a b e i i m K ö r p e r a n V e r ä n d e r u n g e n e r g i b t. Wir haben Zeit für Fernsehen, Zeitschriften, Liebhabereien, doch niemals Zeit für uns selbst. Der eigene Körper sollte zum Studienfeld gemacht werden. Wir würden erstaunliche Dinge entdecken, Wahrheiten und Weisheiten, die uns zu einem viel besseren Leben verhülfen, zu einem Leben, das endlich ein L e b e n ist, während es jetzt nur eine Hetze ist von Aufgabe zu Aufgabe, Vergnügen zu Vergnügen und — infolge des Hetzens — von einer Angst und Sorge zur anderen. Diese Zustände lösen wir nicht durch Entspannung auf, sondern verscheuchen sie durch Reizmittel.

Wenn du Ruhe suchst, so stelle die Denkmühle ab, indem du den Atem beobachtest, sein Kommen und Gehen, seine Arbeit im Körper, sein Spannen und Lösen. Indem du dich in diese Beobachtung geradezu verlierst, verliert sich die Spannung in dir, das sausende Schwungrad oben hinter der Stirn geht langsamer, zuletzt ruht es sogar, und nun erst fängt das eigentliche Leben an, die Selbstbesinnung, die Selbsterkenntnis.

Was du auch tust, stets mache von Zeit zu Zeit eine Stichprobe, um die Art deines Tuns festzustellen. Es ist ein Festhalten des sonst pausenlos rollenden und daher immer rascher rollenden Fließbandes, es sind Momentaufnahmen. Du erkennst dann: ich wribbele schon wieder mit den Fingern, ich halte schon wieder die Hände krampfhaft starr, ich renne mit vorgeneigtem Oberkörper, ich halte den Kopf zu tief oder im Nacken, ich habe schon wieder den Schwerpunkt nicht senkrecht über den Füßen, sondern vorneweg in der Luft, ich denke schon wieder ziellos umher, die Ameisen kribbeln in mir — dies alles ist unrationell, reibt auf, wetzt durch, raubt Leben. Ich mache schon wieder ein ernstes Gesicht, ich sorge mich schon wieder um die Zukunft, ich bin schon wieder bei der großen Selbstgerechtigkeit, bei den Vorwürfen, bei der Unzufriedenheit, bei der Sorge. Ich rudere schon wieder mit den Schultern oder hebe die Schultern ganz unnötig hoch, ich klemme die Aktentasche schon wieder viel zu fanatisch an mich, ich denke schon wieder an Totes in der Vergangenheit oder sehe Bedrohungen, die noch gar nicht aktuell sind, ich fürchte mich vor der Zukunft, anstatt mich der Gegenwart zu erfreuen. Kurz gesagt: ich lasse mich hetzen!

Alle diese Feststellungen zeigen an, daß wir uns jetzt zur Ordnung rufen müssen. Also: Rücken lang, Kopf freischwebend waagerecht, Schultern breit, I-Gesicht! Sobald wir diese 4 Befehle befolgt haben, rückt sich alles von selbst in Ordnung, und wir gewinnen körperlich die Haltung der Kraft und Gesundheit, innerlich die große Ruhe, die Zuversicht, die Gelassenheit, den ruhigen Überblick. Wir lächeln, uns kann niemand und nichts umwerfen, mitreißen und blindlings losrennen lassen.

Damit endet das Buch, denn weiter ist nichts zu sagen. Alles, was zu tun ist, ist dies: nachdenken, sich besinnen und dann üben. Erst beobachten, sich über den Sachverhalt klar werden,

den Kopf oben haben, über der Situation stehen, und dann die Regeln anwenden, die hier dargelegt wurden. Sobald wir uns der Regeln bewußt sind und sie bewußt oft genug angewandt haben, brauchen wir nichts mehr zu tun. Das Mächtigste in uns, das Unbewußte, hat sie nun in sich und setzt den Vollzug von selbst in Gang. Die Leute aber sagen: „Was ist bloß mit Ihnen los? Sie haben sich mächtig verändert. Sie sind ein ganz anderer Mensch geworden!“

Die zweckmäßigste Art des Übens

Die unzweckmäßigste Art ist die gewohnte: mit Eifer auf das Neue losstürzen, gierig Vollendung wünschen und dann alles enttäuscht wieder aufgeben. Machen Sie es anders. Stellen Sie sich in aller Ruhe hin und freuen Sie sich, daß Sie jetzt etwas Schönes und Nützliches erleben werden. Im Gefühl dieser zu erwartenden Wohltat f r e u e n Sie sich, und daraufhin l ä c h e l n Sie. Schauen Sie locker und ruhig in den Spiegel, um zu kontrollieren, ob Sie auch tatsächlich lächeln. Lächeln, das heißt: der Mund geht breit auseinander, die Zähne werden sichtbar, man spürt das Lächeln als Spannung in den Wangenmuskeln. Denken oder singen Sie leise vor sich hin: „E — ehee — he — e eeee — eheh" und machen Sie den Mund nicht wieder zu, sondern verbleiben Sie in dem Lächeln. (Luftholen geschieht durch die Nase von selbst.)

Stellen Sie sich im Geiste vor: „Rücken lang", sehen Sie sich im Geiste länger werden (aber nicht die Schultern hochziehen) und lauschen Sie dann in sich hinein, bis Sie f ü h l e n , Sie seien jetzt länger geworden. Wenden Sie die im Buche erwähnten Kniffe an, die das Längerwerden leichter machen.

Verfahren Sie ebenso mit „Schultern breit" und „Kopf freischwebend geradeaus", und wenn Sie dies alles beisammen haben, gehen Sie im Zimmer umher, langsam oder geschwinder, stets aber an die 4 Befehle d e n k e n d , bis Sie wahrnehmen, daß Sie jetzt den schwebenden Gang haben.

Man kann es binnen 5 Minuten heraushaben, man bekommt es bestimmt binnen 10 Minuten heraus. Man bekommt es um so eher heraus, wenn man ganz ruhig bleibt, alles sehr sanft betreibt und in sich hineinlauscht.

Alsdann macht man sich im Geiste klar, daß man jetzt besser dasteht, sich freier, wohler, leichter und „mächtiger" fühlt. Dieses Fühlen prägt man sich i m G e i s t e ein, man lernt es kennen, man macht sich damit vertraut.

Von da an ist nur noch nötig, täglich mehrmals je 5 Minuten so zu stehen und zu gehen und jedesmal dabei in sich hineinzulauschen. Von Tag zu Tag wird man sicherer, von Tag zu Tag empfindet man es deutlicher, von Tag zu Tag baut sich die Gewohnheit auf. Man tut gut, die Gegenprobe zu machen, indem man die frühere achtlose nachlässige Haltung einnimmt, den plump werdenden Gang vermerkt und mit Freuden wieder in das Richtige zurückgeht, das nun deutlich als das zweifellos Bessere und Schönere empfunden wird. Von da an „haben" wir es und haben es für immer, ohne es zu wissen oder erst „machen" zu müssen.

In der gleichen Weise üben wir uns wohlbewußt — 1 Woche später — im Hinsetzen und Aufstehen in der weichen, graziösen Weise, indem wir das Hinsetzen wie das Aufstehen deutlich bewußt vornehmen in den Phasen: mit den Waden den Stuhl erfühlen, den Oberkörper vorneigen (den Kopf nicht etwa gesondert neigen), schön lächeln und nun das Kniescharnier öffnen und lächelnd niedergehen, bis der Stuhl uns empfängt.

Aufstehen ebenso. Lächeln, Oberkörper vorneigen, Kniescharnier schließen und Oberkörper aufrichten. Ein paar Mal geübt, so fließt das Ganze als eine einzige mühelose schöne Bewegung ab. 3mal am Tag je 10mal geübt, und das Unbewußte in uns weiß Bescheid und übernimmt den Bewegungsablauf nun instinktiv als Gewohnheit, doch wir müssen anfangs im Geiste genau wissen, was wir tun und was sich dabei begibt. Hinsetzen bedeutet für uns nicht, daß wir nun stracks auf den Stuhl fallen, sondern daß wir in geübter Reihenfolge die Einzelheiten vollziehen. Beuge im Hüftscharnier, Beuge im Kniescharnier, sonst aber bewegt sich nichts weiter. Wenn sich dennoch etwas anderes mitbewegen will, müssen wir es erkennen, freundlich mißbilligend anschauen und es uns abgewöhnen. Je freundlicher, um so leichter.

Nachdem mit beiden Übungen 2 Wochen vergangen sind, üben wir uns im bewußten richtigen Sitzen. Stuhlkante an die Waden nehmen, Rücken lang, Schultern breit, Kopf freischwebend geradeaus, I-Gesicht — alsdann kurz prüfen, ob dies alles tatsächlich geschehen ist, und dann erst sitzen. (Und darauf achten, daß wir nicht wieder zusammensinken, sondern das Gewonnene festhalten!) Sehr mißtrauisch sein gegen die instinktive Wiederkehr des altgewohnten Verkehrten, sehr achtsam das nunmehr Richtige zur Kenntnis nehmen, sich bewußt werden, „nicht so, sondern sooo" und dankbar freudig lächeln. Ein paar Tage je 3mal geübt, und es sitzt.

Ebenso üben wir das Hinhocken und Aufrichten, wir üben das leise Neigen und Beugen im Hüftscharnier und werden uns dabei des Gewichtsausgleiches bewußt. Wir üben uns, die Oberarme nur im Notfall zu bewegen, sie sonst aber senkrecht aus den Schultern abfallen zu lassen und dabei zu w i s s e n , daß wir dies tun, bis wir es endlich unbewußt gar nicht anders tun k ö n n e n. Wir treten, wenn wir die Tür öffnen wollen, nahe heran an die Tür.

Unsere häufigsten Bewegungen kontrollieren wir, wir sind mißtrauisch gegen schlechte alte Gewohnheiten, stellen die Fehler fest und bilden die neue bessere Gewohnheit in bewußter ruhiger Wiederholung aus, bis sie sich eingespielt hat. Das Ganze kann bequem in 4 Wochen erworben werden.

Stuhlhöhe und Tischhöhe werden in großer Ruhe kritisch begutachtet, nicht hastig, nicht stürmisch, sondern ruhig. Alsdann gehen uns endlich die Augen auf, und wir verfallen auf die nötigen Mittel zur Abstellung.

Den Atem erziehen wir ebenfalls durch ruhiges, sanftes Üben mehrmals am Tag. Ruhig kommen lassen, nicht nervös hereinreißen. Die Fülle genießen, solange sie uns Genuß bereitet; den Atem dann hinauslassen, aber stets bis zum letzten Rest. Es darf kein Bodensatz zurückbleiben. Es heißt nicht „ausatmen", sondern „a u s - atmen, also a u s , a u s !" Nach dem Ausatmen eine kleine Pause im Leerzustand, und d a n n erst wieder den neuen Atem einströmen l a s s e n.

Den Geist üben wir am besten, indem wir uns üben, grundsätzlich freundlich und duldsam zu denken. Nie schimpfen, nie hämisch, kalt oder hochmütig denken, nie ungeduldig sein, nie sich fürchten. Und wenn wir es dennoch tun, so sollen wir uns jedesmal bewußt werden (kurz danach), daß wir eine Dummheit begangen haben, uns selbst geschädigt haben, die arge Welt unsererseits noch ärger gemacht haben.

Die geistige Umgewöhnung (richtiger Gebrauch des Denkapparates) ist noch wichtiger als der richtige Gebrauch der Körperapparatur, läßt sich aber viel leichter erreichen, wenn nur erst einmal der Körper mit Überlegung gebraucht wird. Indem wir lernen, auf den Körper zu achten und seine Bewegungen zu kontrollieren, kontrollieren wir zugleich die Nerven, das Denken und die Gefühle.

Der unkontrollierte Mensch ist der jähe, hastige Mensch; die Gefühle gehen mit ihm durch. Die ruhigen, wohlbewußten Bewegungen des Körpers stellen ein ruhiges, wohlbewußtes Denken her. Ein langsamer, ruhiger, tiefer Atem stellt am besten ein langsames, ruhiges Denken her, Gerechtigkeit, Besonnenheit, Selbstbeherrschung. Unsere schlimmsten Leiden sind keineswegs die körperlichen, sondern die seelischen Leiden, also Ehrgeiz, Mißtrauen, Lebensangst, Brutalität, Feigheit, Eifersucht, Geldgier, Sorgen und Grämen. Wer sich das nicht aberzieht, muß es tragen. Wer so etwas zu tragen hat, hat ein schweres Leben und macht seiner Umgebung das Leben schwer.

Weder Philosophie noch Gebet können etwas ändern, wenn wir die Änderung nicht im Gesamtwesen einleiten, in der tragenden Grundlage, im Körper. Denken können wir leicht und viel, ausmalen können wir uns das Edle, Wahre und Schöne grenzenlos, doch auf das Ausmalen kommt es nicht an, es kommt auf das Tun und tatsächliche Sein an. Ein Mensch, der mir Lehren erteilen will, soll zunächst einmal aufrecht und gerade dastehen, gesund sein und Leben ausstrahlen. Wenn er das nicht in sich und an sich hat, ist all sein Reden Gewäsch.

Zum Schluß

Für den Arzt hat das Büchlein zweierlei Wert: einmal schärft es ihm den Blick für die Haltung und die Art der Arbeitsbewegungen, und ferner lenkt es seine Aufmerksamkeit auf die seelischen Folgen der Haltung hin und damit auf die seelischen Ursachen vieler Krankheiten, besonders Herzleiden, Magen-, Leber- und Gallenleiden. Er selbst kann die Zeit nicht aufbringen, dem Patienten das Erforderliche beizubringen und einzuüben, doch er kann ihm das Büchlein ernst und nachdrücklich zum Selbststudium empfehlen, zum Studium, nicht zum bloßen Lesen.

Nachwort

Nach Erscheinen der 1. Auflage ließen sich eine Menge Leute, darunter auch Ärzte, vom Verfasser näher mit der Haltungslehre vertraut machen. In allen Fällen wurde schon nach der ersten Probe mit Überraschung allgemeine Erleichterung festgestellt. Es ist bedrückend, wie wenig die Menschen über diese Dinge Bescheid wissen, und verblüffend, wie einfach die Korrektur ist. Viele haben sich allein durch das Buch geholfen, und zwar jene, die das Buch nicht nur als Lesestoff zu sich nahmen, sondern es in jedem Wort erwogen und sich genau an die Weisung hielten. Schwer ist allein die Gewohnheitsbildung, also das Abgewöhnen des Verkehrten und Eingewöhnen des Richtigen, doch diese Aufgabe kann dem Leidenden niemand abnehmen. Essen und Verdauen muß jeder höchstpersönlich selbst.

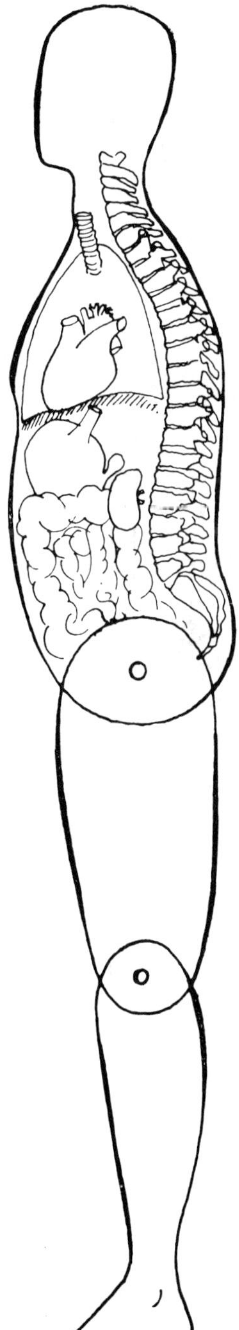

Nur bei aufrechter Haltung liegen die Organe richtig, der Rücken bleibt elastisch, das Körpergewicht ruht auf den Füßen im rechten Ausgleich.

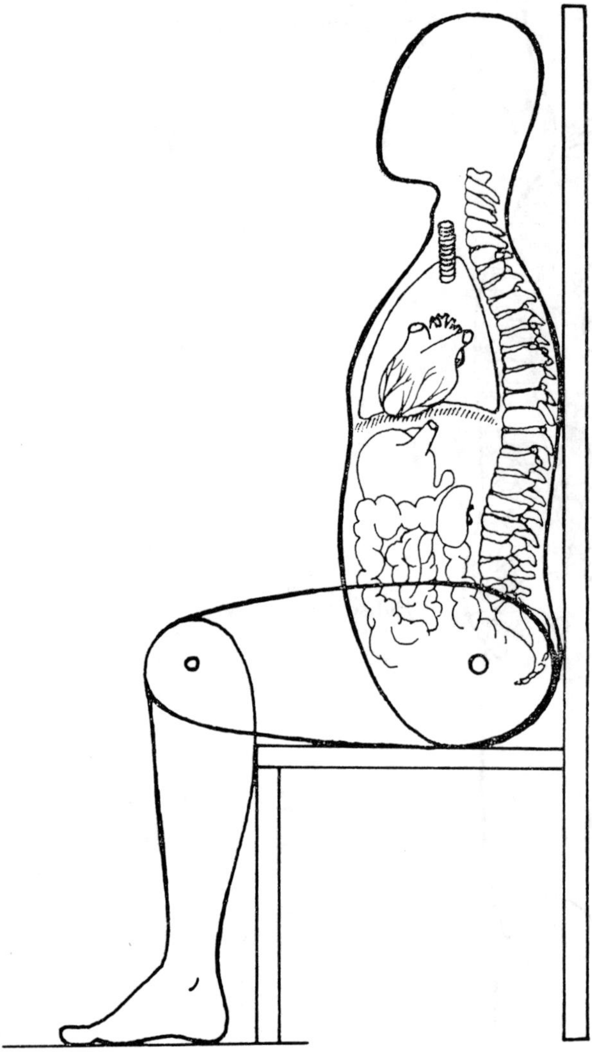

Richtig sitzender Mensch (anatomisch)

In dieser Haltung arbeitet die Schilddrüse frei, sie ist weder verzerrt noch gedrückt. Herz und Lunge, Magen, Leber und Därme haben Spielraum. Der Hinterkopf berührt die Stuhllehne nicht. Natürlich sitzen wir in dieser Haltung nicht krampfhaft steif wie eine Holzfigur, sondern gönnen dem Hüftscharnier seine leise Bewegung (mit aufrecht gehaltenem Rücken). Vor allem aber bleibt der Kopf waagerecht, er wird weder gehoben noch gesenkt.

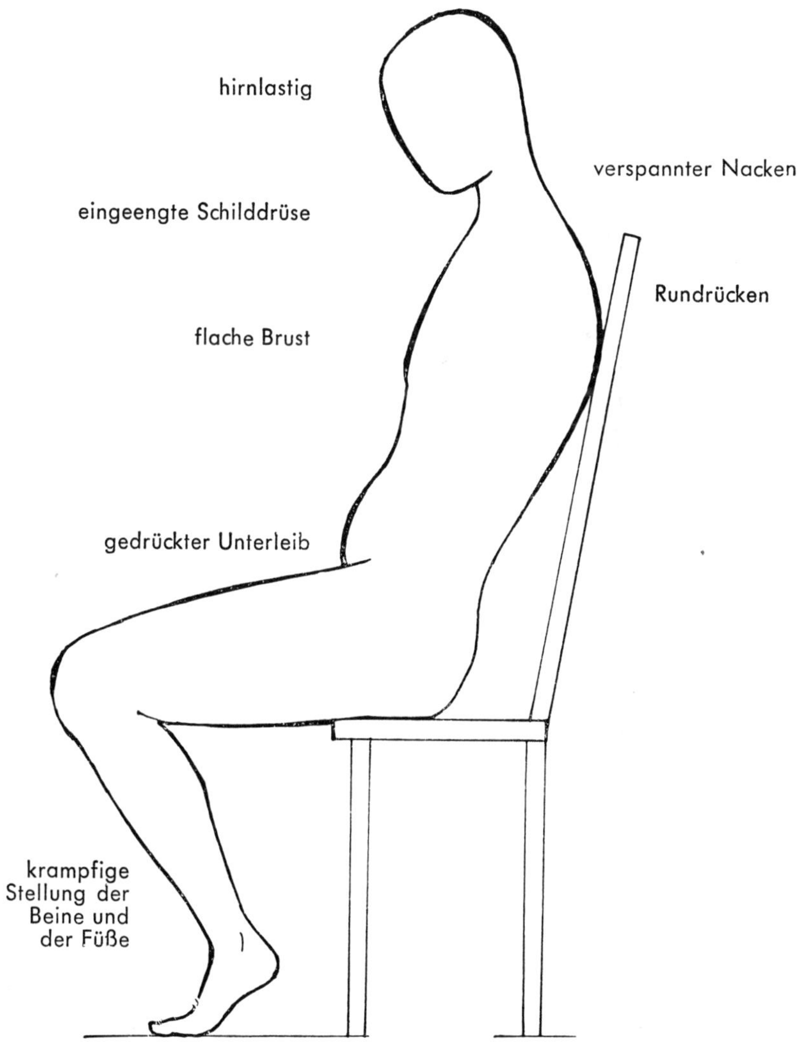

Falsch sitzender Mensch

Die Verklemmung durch das gekrümmte Sitzen und damit die krankmachende Behinderung der Organe kann man sich vorstellen.

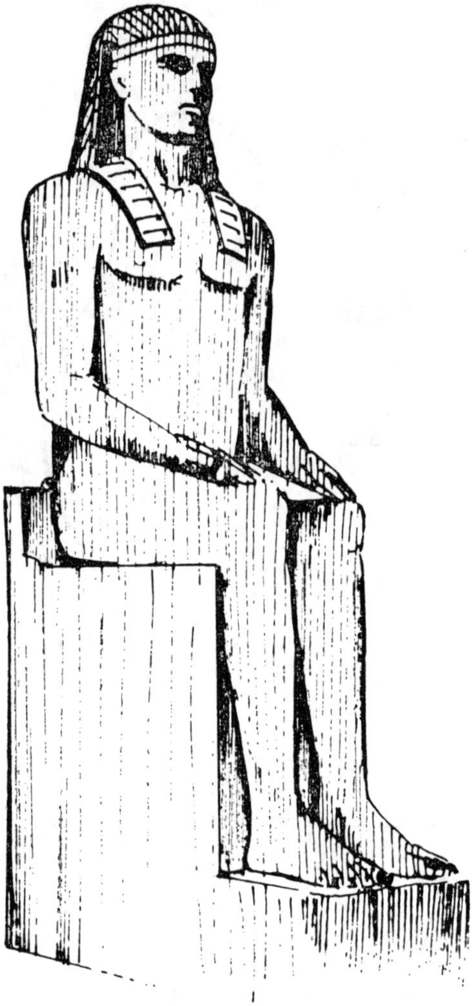

Sitzender Pharao

Die beiden Zeichnungen sind nach den altägyptischen Statuen der Pharaonen Ramses und Sesostris gemacht worden. Für den Zweck unseres Buches interessiert uns hieran folgendes: die breite, gesunde, hochgewölbte Brust bekundet von selbst ein gesundes Herz, gesunde, starke Lungen, freie Arbeit der Organe im Unterleib und vor allem seelische Ruhe. Hier ist keine Hast denkbar, keine Übereilung, kein nervöses Umherflattern der Gedanken, sondern alles ist machtvoll beherrscht, königlich. Auch der Alltagsmensch kann diese Güter erwerben, wenn er mit dem Körper richtig umgeht. Der Kopf ist weder gesenkt

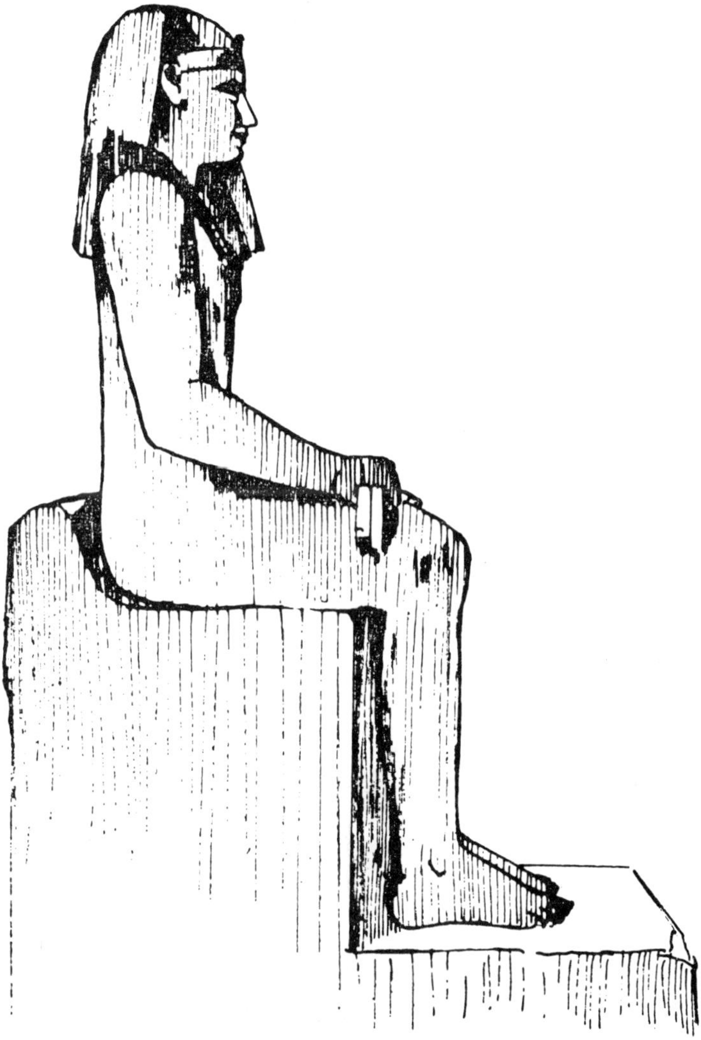

noch in den Nacken gezogen, er schwebt frei, ist geradeaus gerichtet, steht waagerecht. Die Oberarme fallen senkrecht nach unten, sie brauchen nicht gehalten zu werden, sie nehmen keine Kraft weg, sondern speichern Kraft auf. Die Hände ruhen, auch die Füße ruhen. Beim heutigen Menschen ist alles verkrampft, alles „arbeitet", ohne daß dabei ein Ergebnis herauskommt. Der ruhende Körper läßt endlich auch das Gemüt ruhen. Das Gesäß sitzt voll auf, tragend von hinten bis vorn zur Kniekehle. Der Rücken, der nicht von einer Lehne gestützt wird, lernt stark werden.

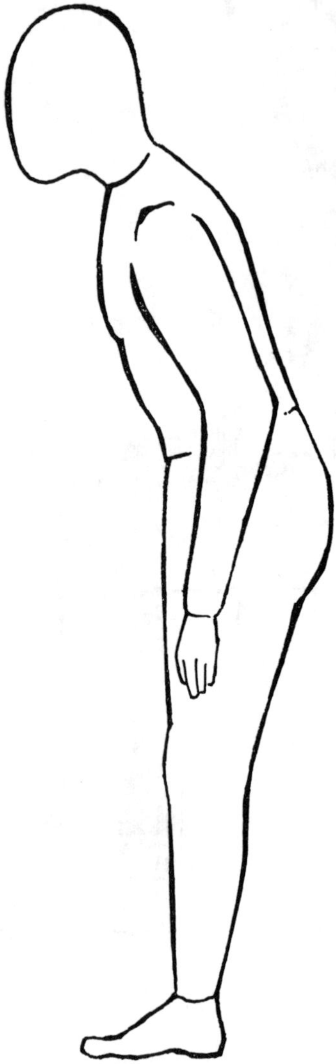

Wie verbeuge ich mich?

Das Gesäß geht nach hinten, die Beine bleiben steif, der Kopf bleibt waagerecht auf dem obersten Halswirbel, wird also nicht gesenkt oder gehoben, so daß die Schilddrüse weder gezerrt noch beengt wird. Vor allem aber bleibt der Rücken gerade, wir machen auf keinen Fall einen krummen Buckel.

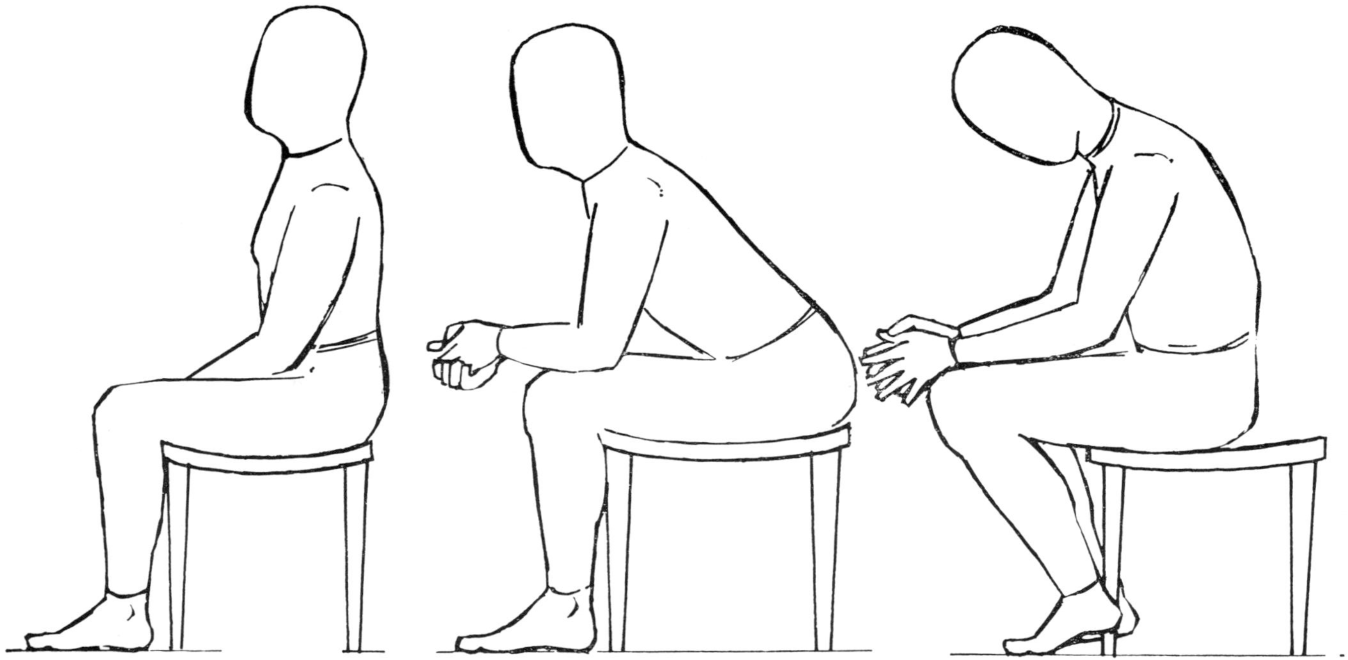

Richtiges und verkehrtes Sitzen

Mit ganzem Gesäß aufsitzen, um dem Körper einen Halt zu geben. Zur Bequemlichkeit vorneigen mit geradem Rücken, der durch die Arme gestützt wird, die ihrerseits auf den Knien Halt finden. Kopf freischwebend waagerecht geradeaus, Schilddrüse und Atmung frei, Brust frei, Unterleib frei. Oberschenkel waagerecht, Unterschenkel senkrecht, Füße flach auf dem Boden. Durch die volle Ausnützung der Sitzfläche wird sogar beim Vorneigen der Unterleib nicht eingeengt.

Das nachlässige Sitzen: Sitzfläche wird nicht ausgenutzt, der Körper wird nicht getragen, der Rücken ist verkrümmt, die Kehle eingeengt, der Atem behindert, die Brust wird gedrückt, der Unterleib wird gedrückt, die Unterschenkel streben krampfhaft nach hinten, die Füße sind angehoben, statt zu ruhen. Essen in dieser Haltung wird ungenügend verdaut, alles ist verkrampft, nichts ruht. Wir werden in dieser Haltung sehr bald müde.

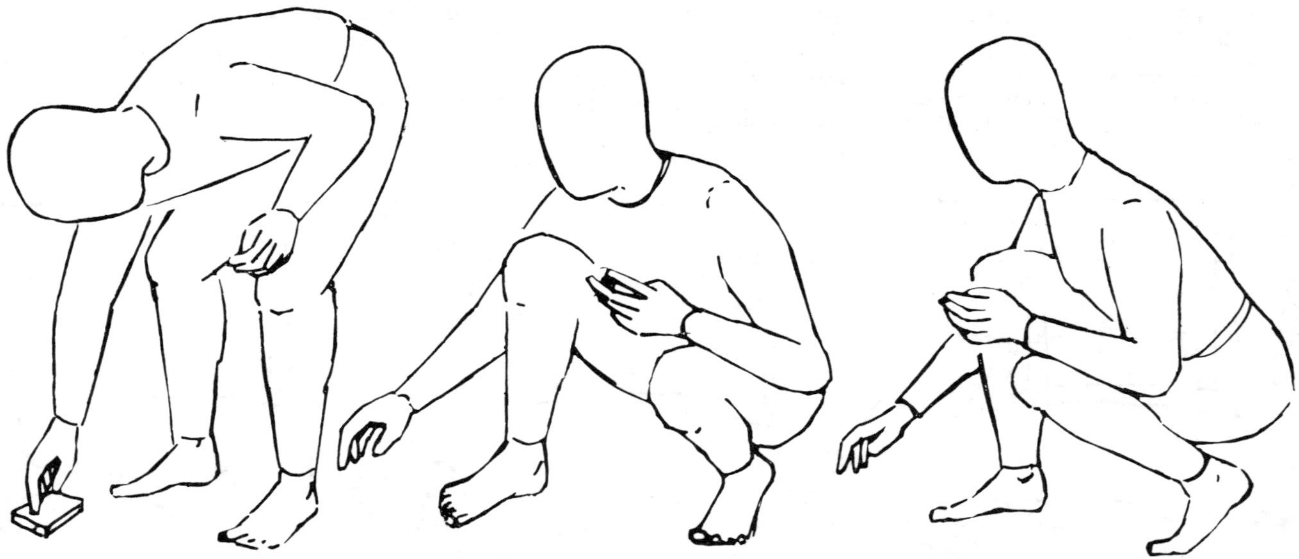

Richtiges und verkehrtes Bücken

Bücken mit weit vorgeneigtem Oberkörper in aufrechter Haltung strengt ungeheuer an. Das Schwergewicht liegt in der Luft, es zieht uns nieder und schafft Kreuzschmerzen und Blutandrang zum Gehirn. — In der Hocke bleibt der Rücken gerade, der Kopf steht aufrecht auf dem Nacken, die Brust findet Halt am Knie, der Unterarm findet Stütze, der eine Fuß steht ruhig flach auf der Erde, nur der andere ist im Ballengelenk gebogen. Die Gelenke in Knie und Hüfte kommen zur Arbeit und halten sich dadurch lebendig.

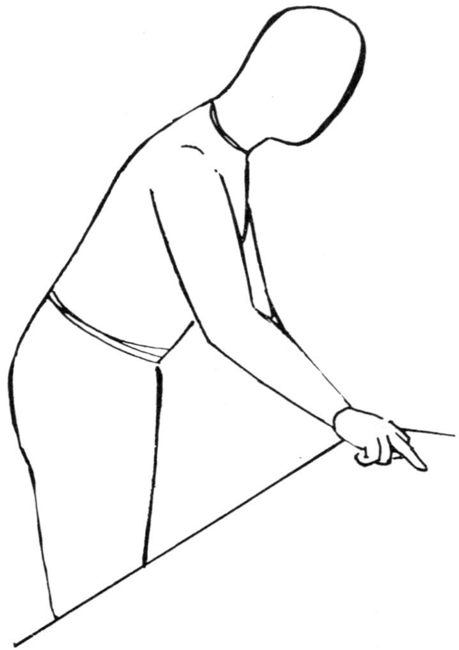

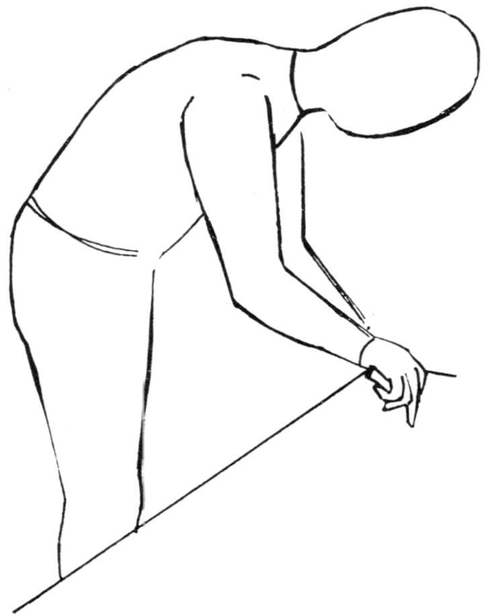

Arbeiten in gebeugter Haltung

R i c h t i g : Der Rücken ist gerade, der Kopf sitzt aufrecht auf dem Nacken. Brust und Unterleib können frei arbeiten. Die Schilddrüse wird nicht verklemmt.

F a l s c h : Der Rücken ist krumm, der Kopf ragt zu weit hervor und zieht nieder, die Kehle ist eingeengt, das Schwergewicht ist unnötig weit nach vorn hinausgelagert. Diese Haltung ermüdet ungeheuer und macht nervös.

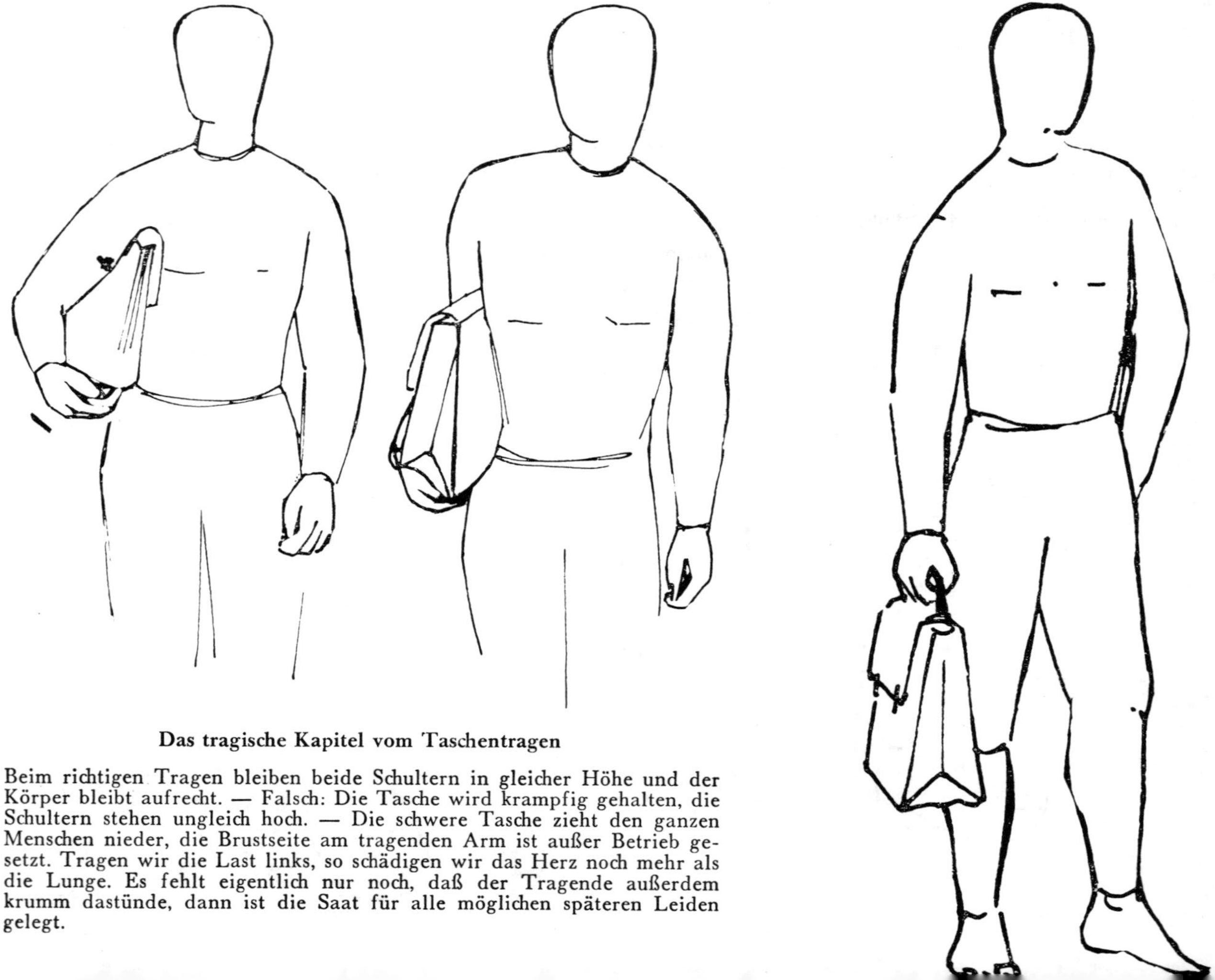

Das tragische Kapitel vom Taschentragen

Beim richtigen Tragen bleiben beide Schultern in gleicher Höhe und der Körper bleibt aufrecht. — Falsch: Die Tasche wird krampfig gehalten, die Schultern stehen ungleich hoch. — Die schwere Tasche zieht den ganzen Menschen nieder, die Brustseite am tragenden Arm ist außer Betrieb gesetzt. Tragen wir die Last links, so schädigen wir das Herz noch mehr als die Lunge. Es fehlt eigentlich nur noch, daß der Tragende außerdem krumm dastünde, dann ist die Saat für alle möglichen späteren Leiden gelegt.

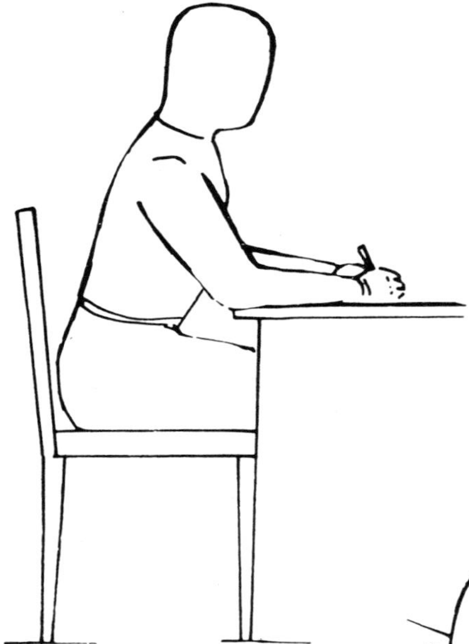

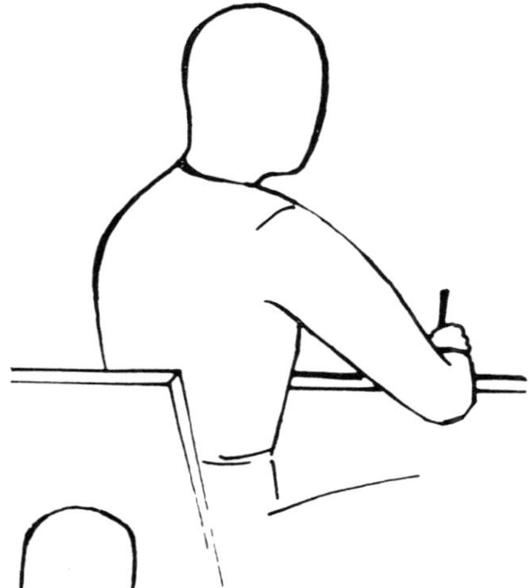

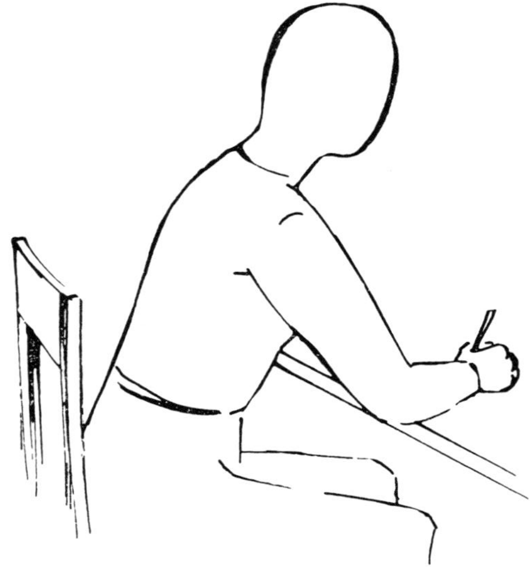

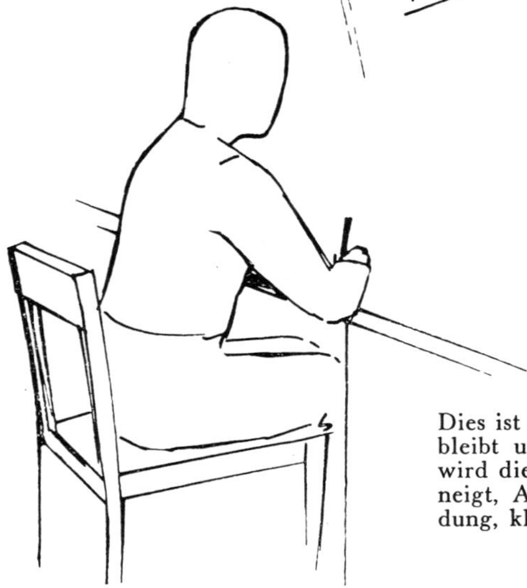

Die Haltung beim Schreiben

Dies ist die richtige Schreibhaltung. Die rückfliehende Lehne bleibt unbenützt, von der Kniekehle bis ganz nach hinten wird die Stuhlfläche besetzt; Rücken gerade, Kopf kaum geneigt, Atmung und Unterleib frei. Ergebnis: Keine Ermüdung, klarer Kopf, große Frische.

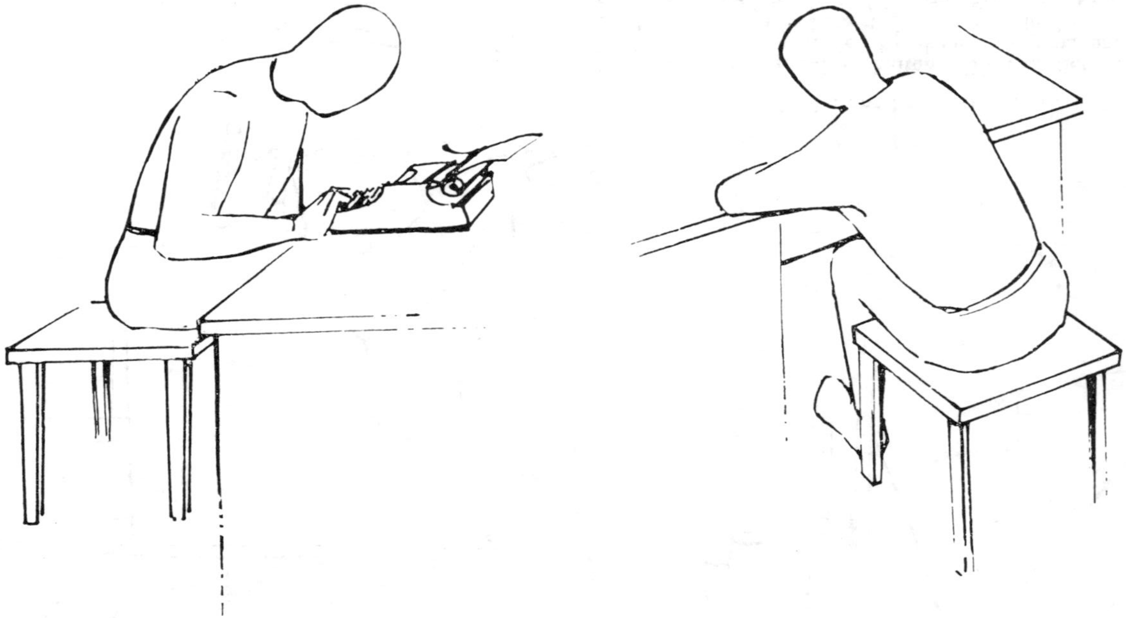

Verkehrte Haltung beim Schreiben

Schlechtes Schreiben, ermüdend, krankmachend, nervös machend. Rücken krumm, Schultern schief, Schilddrüse und Unterleib eingeengt, Sitzfläche nicht ausgenutzt, lauter Greuel, die zuletzt krank machen und vorher schon müde, nervös, unfroh, — eine einzige Lebenserschwernis.

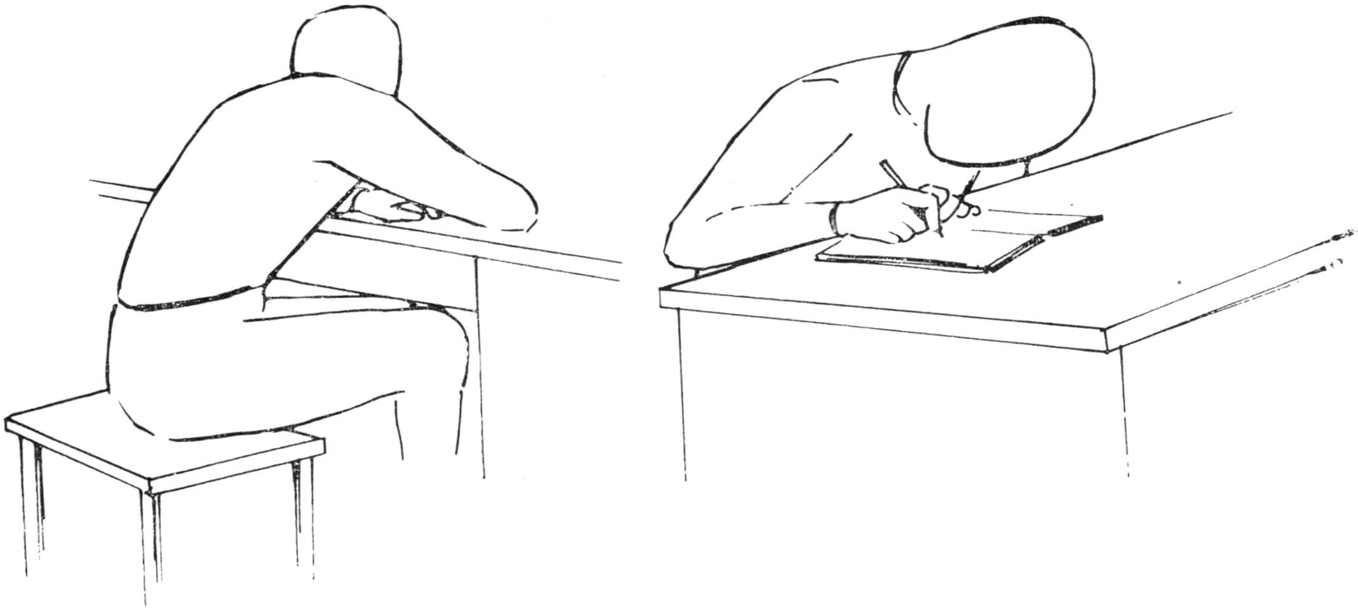

Verkehrte Haltung beim Schreiben

Schlechtes Schreiben, ermüdend, krankmachend, nervös machend. Rücken krumm, Schultern schief, Schilddrüse und Unterleib eingeengt, Sitzfläche nicht ausgenutzt, lauter Greuel, die zuletzt krank machen und vorher schon müde, nervös, unfroh, — eine einzige Lebenserschwernis.

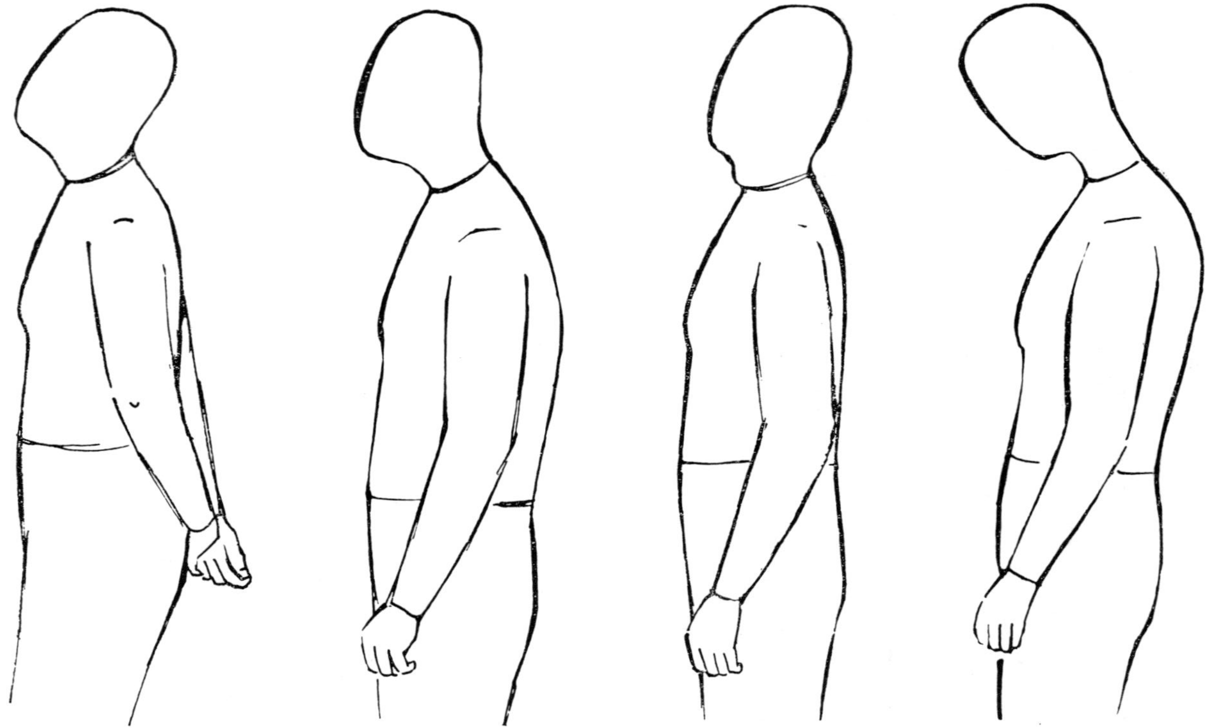

Ungesunde Körperhaltungen

Diese vier Zeichnungen illustrieren die ungesunde Körperhaltung, die im Text mehrfach geschildert worden ist, zuletzt in dem Abschnitt „Ergänzung“ (Seite 66 ff.), in dem der „Herr Lehrer A.“ kritisch beobachtet wird. Wir erkennen die krampfige Fehlhaltung des Kopfes und die dadurch bewirkte Verkrampfung im ganzen Körper, besonders im Nacken, in Brust und Leib, in der Beengung des Atems, der verklemmten oder übermäßig angespannten Schilddrüse und — was der Zeichner leider nicht hat mitgeben können — in der entsprechenden Verkrampfung der Gesichtszüge. Unverkrampft ist nur die Zeichnung 4, doch hier ist der Körper nicht etwa entspannt, sondern schlaff wie ein Sack, der Rücken ist krumm, der Atem kann nicht frei kommen und gehen, das Hirn wird dumpf und müde, der Schritt kann nicht „schwebend“ gesetzt werden, sondern stößt jedesmal hart gegen die Erde.

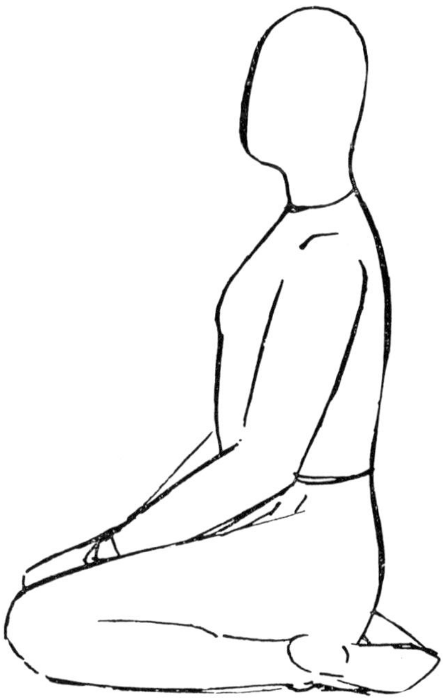

Der Diamantsitz

Die Zehen berühren einander, die Fersen streben auseinander, der Rücken ist aufrecht, der Kopf freischwebend waagerecht geradeaus, die Hände ruhen im Schoß recht nahe am Körper. — Augen zu und den Mund ganz locker, auch die Zunge locker, und die Gedanken auf nichts als den Atemgang gerichtet, einfach hinlauschen.

Dieser Sitz gibt das Höchstmaß an Nervenruhe, fördert die Verdauung ungemein, tröstet die Seele und beseitigt Senkfuß, auch Ischias. Die Erwerbung mag manchem schwerfallen, doch jede Mühe und jeder Schmerz anfangs machen sich unendlich reich bezahlt (Text S. 47 ff.)